国家社科基金重点资助项目

ZHONGGUO WEISHENG HANGYE
YU JINGJI FAZHAN GUANXI YANJIU

中国卫生行业与经济发展关系研究

蒋 萍 田成诗 尚红云 著

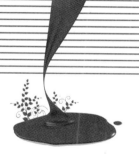

人民出版社

前　言

　　医疗卫生行业作为向社会提供医疗服务和医疗救助的公共产品和准公共产品生产部门,其发展状况是各级政府、卫生部门以及居民都非常关心的问题。系统、科学地认识医疗卫生行业发展现状及其与社会经济发展的关系,发现医疗卫生行业发展中存在的问题,对于医疗卫生行业通过改革、调整来促进行业自身的发展,进而实现医疗卫生行业与社会经济的和谐发展是一个具有重要理论价值和现实意义的课题。

　　《中国卫生行业与经济发展关系研究》从全国和区域的角度分析了各类卫生机构发展的现状与特点;利用截面数据和时间序列数据从全国和区域的角度对影响卫生行业发展的经济社会因素做了甄别与提炼;实证研究了医疗卫生行业对经济增长的牵动作用;最后,为促进卫生行业与经济建设的联动发展提出了政策建议。

　　《中国卫生行业与经济发展关系研究》一书共分六章,第一章,研究基础:已有研究成果的归纳与梳理。主要对国内外文献进行了系统的归纳和评述。第二章,全景描述:中国卫生行业发展的现状与特点。利用2004年经济普查数据并借助经常性统计数据,对卫生行业单位的发展规模、就业吸纳能力、文化素质、经营状况、资产规模、政府卫生事业财政拨款状况等方面进行分析,揭示了我国当前卫生行业发展存在的问题。第三章,同构性与异构性:地区各类卫生机构发展现状及问题剖析。基于经济普查资料,利用多个统计指标、多种统计分析方法,系统地归纳和总结了中国地区卫生行业的发展规模、从业人员地区分布、企业卫生单位经营状况以及政府财政拨款等的趋同性与异构性。第四章,看不见的手:影响卫生行业发展的因素提炼与甄别。在消化国内外前沿研究成果的基础上,充分利用经济普查资料,通过建立理论模型,运用定量分析方法与技术,全面地考察社会经济因素对中国医疗卫生行业发展的影响。第五章,牵动作用:医疗卫生行业发展对经济增长贡献的分析。利用多种现代定量分析方法分析了卫生行业发展对中国经济增长的牵动作用,揭示了中国卫生行业发展过程中存在的问题。第六章,归结:卫生行业与经济建设联动发展的政策建议。借鉴国际经验,从公共财政政策、政府责任及医疗卫生行业自身发展模式等方面提出若干具有可操作性的解决市场失灵的政策建议。

　　本书的写作坚持理论性与实用性相结合、全国性研究与区域性研究相结合、定性方法与定量方法相结合,既有理论分析,也有方法应用,使得本书的研究结论具有较好的客观性、科学性和学术性。运用计量经济方法构造恰当的数学模型进行全国性与区域性对比研究是本课题的一大学术特色。同时,本书所提出的政策性建议对于全国和地区医疗卫生行业发展的政策制定也具有一定的参考价值。

　　应该指出的是,卫生行业的发展及其与经济增长的关系研究是一个宏大的理论和现实问题,也是关系国计民生的基本问题之一,要把这样的一个课题做好,确实是一件很困难的事情。尽管我们为此付出了艰辛的努力,并在研究思路、研究方法等方面也做了较多的创新性努力,但由于能力和条件所限,错误和不当之处在所难免,敬请同行专家和读者批评指正,并提出宝贵意见。

　　《中国卫生行业与经济发展关系研究》是在国家社会科学基金重点项目"卫生行业:发展水平、决定因素及其对经济增长的贡献——基于经济普查数据的深度开发"(项目编号:07ATJ001,成果鉴定等级为优秀)最终成果的基础上修改而成的。负责人是蒋萍教授。执笔人是蒋萍教授(东北财经大学统计学院院长、中国统计学会副会长)、田成诗博士(东北财经大学统计学院副教授)、尚红云博士(东北财经大学统计学院讲师)。

　　最后,在本书出版之际,我们衷心感谢对本课题的研究以及本书的顺利出版给予大力支持和帮助的国家社会科学基金及人民出版社!

辽宁省教育厅人文社科重点研究基地

东北财经大学国民核算研究中心

2009.4

目　　录

第 1 章

研究基础:已有研究成果的归纳与梳理

当前国内外已有许多学者对卫生行业发展现状及其与经济社会发展的相互影响和相互依赖性做了区域性或阶段性研究,并基于本国实际,提出了相应的医改措施,为本研究的开展作了很好的铺垫。

1.1　国外相关研究

国外涉及医疗卫生方面研究的文献已为数不少,但关于卫生行业发展水平及其与经济增长关系研究的文献并不多见。截至目前,国外研究中,观点较为成熟的文献主要体现在以下几个学者为代表的研究中。

1.1.1　从卫生行业发展对经济增长、社会发展的促进作用看

Thomas R. Harris(美国,2000)等学者探讨了卫生行业发展对美国内华达州卡森城市经济发展的重要性。文章的主要贡献就是利用就业弹性和收入弹性研究了美国内华达州卡森城市卫生行业发展对整个城市就业和收入的重要贡献。Thomas R. 等首先描述了卡森城市卫生行业发展的变化趋势;之后,利用 1997 年美国卫生行业总费用占 GDP 的比重(13.5%)、内华达州卡森城市政府卫生支出占 GDP 的比重、乡镇医疗卫生行业的就业吸纳力(占 15%~20%,在所有行业中位居第二)、卡森城市卫生行业的就业吸纳力等指标来体现卫生行业对一个国家、对一个城市经济社会发展的重要贡献,体现医疗卫生服务对当地经济发展的潜在影响;然后,测度了卫生部门就业、收入、零售额和销售税对卡森城市经济的影响;最后,基于 1997 年的数据,利用成数因子实证

分析了卡森城市卫生行业的就业与收入对整个城市就业和收入的影响。总之,卫生系统的强大发展可以吸引和维持商业与工业的发展,可以吸引退休人员,可以扩大当地的就业,进而促进当地经济发展。

1.1.2　从卫生行业发展的影响因素看

Deborah Freund 和 Timothy M. Smeeding(卢森堡,2002)就美国、加拿大和其他 OECD 成员国家医疗费用的增长率比 GDP 高 1% 这一事实,阐明了人口老龄化是导致医疗成本上升的主要原因,人口老龄化是影响卫生行业发展的一个重要因素。Deborah 和 Timothy 对卫生行业研究的主要贡献如下:

在老年人卫生支出方面,作者用较大的篇幅讨论了一些关于预测老龄人口未来医疗卫生支出的观点,归纳出这些观点成立的前提条件:包括不同技术假定的采用,新的药方、新建立的治疗方案的应用等;阐述了老龄人口卫生支出费用增长较快的原因,比较了美国、加拿大和其他的 OECD 成员国老龄人口的医疗支出占 GDP 的比例和非老龄人口医疗支出占 GDP 的比例,证明了老龄人口医疗支出比非老龄人口的医疗支出高很多;证明了在过去 30 年里,OECD 国家的卫生行业总体上有一个较大的正的需求收入弹性。

在医疗成本的担负方面,以美国为例,阐述了医疗成本的构成。医疗成本主要由个人、社会和医疗保险三部分组成。美国老年人口医疗卫生支出占收入的比重较高(20%～25%);医疗保险补助仅是医疗支出的一小部分,对低收入人群来说,医疗保险补助更是微乎其微;社会公共医疗支出比重也较少。总之,覆盖面较小、服务质量有限的公共政策对于不能担负全部医疗卫生支出的老年人来说起到了反作用。

在卫生支出的收益方面,收入的增长将增加老年人支付医疗费用的意愿和能力,人们不仅从开药方上认识到净收益和成本,还应从一些大病治疗水平和技术的提高上感受到卫生支出所带来的收益。

在政策建议方面,主要从卫生支出效率的提高和筹资类型机制建设方面提出政策建议。为体现公平,社会应当保护低收入和高医疗消费的老年人,而让较为富裕的老年人自己担负额外的治疗、药品和其他可以直接提高他们生活质量和延长生命预期的卫生服务费用。

1.1.3　从个人购买医疗健康保险的行为看

Sherry A. Glied(美国,2008)解释了医疗卫生服务使用的不公平性与社

会福利的关系。其研究过程主要作了以下贡献:

论证了通过私人购买所带来的医疗卫生服务的不公平性,这种不公平性对政策的挑战比其他方面带来的不公平性对政策的挑战要大的多。

调查了个人对健康保险需求的原因,对健康需求的差异性,对政府在卫生保健服务支出类型需求上的差异性,对社会福利需求上的差异性。

对于个人额外购买健康保险的行为是否应当受到限制阐述了自己的观点。在公共健康保险系统占有支配地位的大多数发达国家,私人资本导致了总卫生保健支出日益增大的份额。作者认为如果个人购买健康保险使得没有能力购买保险的人的境况恶化,那么个人购买健康保险的行为应当受到限制,原因在于,从经济学理论上,额外的健康保险购买产生了负的外部效应。根据负的外部性,作者又分析了政府如何对外部性负责的问题。

关于购买健康保险的行为是允许的还是应被禁止的诸多争论,作者认为对外部性最好的响应是施加税收来内部化私人购买导致的结果。与直接的禁止相比,税收将同时提高购买者和非购买者的福利。

最后健康税作为对健康服务消费外部性的回应,评价了健康税的含义,对公共筹资性质的加拿大卫生保健系统提出了一个粗略的税收度量措施。

1.1.4　从政府政策倾向方面看

David M. Cutler(美国,2002)考虑了医疗卫生政策的很多方面,主要考虑到政府政策会影响个人行为。所有政府只为部分人提供健康保险,在健康保险的提供上,政府面临几个基本选择。一是是否从私人部门购买医疗服务的选择。私人部门的效率是以质量为代价的,而医疗的质量是难以观测到的。二是成本分摊的程度。慷慨的健康保险减少了疾病的效用成本,导致医疗的过度消费;最优的健康保险平衡风险承担和道德风险的边际成本。在美国,政府政策倾向于较为慷慨的健康保险,排除雇主从收入税中支付健康保险。三是政府面临竞争和选择的很多问题。有病的人比健康的人更喜欢慷慨的保险。如果保险人知道谁有病谁健康,它们对病人收取的费用比健康的人要多,区别定价是福利的损失,因为价格歧视排除了病人的利益。即使保险人不能将有病的人和健康的人区分开,慷慨计划的高成本也使人们对加入这样的计划丧失积极性。慷慨计划也有减少慷慨的动机,诱使有病的人在别处加入健康保险。

1.1.5 从医疗卫生改革方面看

Chantal Cases(法国,2006)对于卫生领域的研究较为综合,其主要贡献是分析了法国医疗卫生机构面临的若干挑战,指出了医疗卫生服务在法国分配的不公平、人口老龄化将导致未来医疗卫生行业劳动力需求的不确定性等问题,证实了出台医疗卫生改革方案的必要性。

1.2 国内相关研究

国内的相关研究起步较晚,且成果较为零散。通过对众多学者在卫生领域所作贡献的归纳与梳理发现,已有研究成果主要是围绕以下几个方面展开的讨论。

1.2.1 对我国医疗支出与医疗服务公平性的探讨

1.2.1.1 关于我国居民医疗支出不公平性的研究

魏众、古斯塔夫森(2005)研究了中国居民医疗支出的不公平性。作者利用医疗支出集中指数公式 $CI_H = \dfrac{2}{\mu^h} \sum_{i=1}^{n} f_i \mu_i^h R_i - 1$ (f_i 和 μ_i^h 分别表示人口和健康支出的比例,i 表示第 i 收入组($i=1,\cdots,n$),μ^h 表示全部人口的平均医疗支出,R_i 是第 i 收入组的相对顺序,该调研覆盖了中国的大部分地区),使用2003年对城乡居民2002年全年情况进行的家庭调查数据来估计与收入相关的医疗支出集中指数,实证研究了中国居民医疗支出不公平性的三个表现。

首先是农村和城市居民医疗支出差距,这个差距非常大。就中国整体而言,与收入相关的居民医疗支出集中指数为48%,而可支配收入的基尼系数是45%,这表明医疗支出具有累退倾向。对其进行分解分析,结果表明,这种不公平性的根源在于中国城市与农村居民医疗支出严重失衡,城市居民的平均医疗支出几乎是农村的6倍,相对富裕的城市家庭或多或少是医疗补贴独有的享受者,而广大的农村居民却很难享有补贴。

二是富裕人群与穷人之间医疗支出的不公平性。作者经研究发现,2002年医疗补贴的集中指数高达72%,远远高于同年为45%的全国居民总收入基尼系数。依据这些数据,我们可以推断:就中国整体而言,医疗补贴不成比例地补贴给了富裕人群而不是穷人。虽然医疗支出方面的公共资金大都集中于发达的城市医疗部门，但医疗支出中的医疗补贴主要集中于城市中那些较为富裕的人群而不是穷人。

三是东部、中部和西部在平均医疗支出水平上的差异。可以说，居民医疗支出的不公平主要是由于地域上的差异造成的。倾向富裕人群的政策取向导致在繁荣的东部城镇居民获得的医疗补贴明显高于中部和西部城镇地区的居民，即医疗支出方面的公共资金大都集中于发达地区的城市医疗部门。享受医疗补贴的农民也主要集中在东部区域。

可见，中国公共卫生投资缺乏公平性，如果中国政府有意改变这种情况，那么在公共卫生预算不变的情况下，在区域之间应重新分配国家补贴，应该采取措施引导医疗补贴流向农村地区，特别是西部地区，而流向中国城市地区，特别是东部城市地区的补贴应该减少。

1.2.1.2　关于我国医疗服务公平与效率之间关系的研究

李少冬、仲伟俊（2006）描述了医疗服务公平 F 与效率 E 的关系，F 与 E 之间的关系为 $F = kE, k > 0$，即医疗服务的公平与效率之间的关系定位为正相关关系，其中，k 是多种影响因子共同作用而形成的系数。通过医疗服务公平与效率及其关系的多个案例分析，得出了以下相关结论。

A. 通过我国医疗服务公平与效率的国际比较得出结论：一是以美国为代表的市场主导型国家的医疗服务公平与效率远不如以英国为代表的政府主导型国家，市场主导型国家花费多，公平性和效率都比较差。这也充分说明了医疗服务市场失灵的客观性，依靠市场不能解决医疗服务的公平与效率问题，政府在医疗领域必须承担主导责任。二是根据 2000 年国际卫生服务公平与效率评估的警示，无论是与发达国家比较，还是与相对欠发达的国家比较，我国卫生服务的公平性和效率都是比较差的。

B. 通过对我国政府与 OECD 国家政府医疗事业责任的比较发现，OECD 国家中，不论医疗服务是市场主导型国家，还是政府主导型国家，2000 年卫生总费用中的政府支出部分大多都在 50%，有的高达 70% 以上。而在我国卫生总费用中，从 1980～2000 年的 21 年间，政府支出比例不断下降，个人支出比例不断攀升，达到 60.6%，2003 年这一指标是 60%。不难看出，我国政府的办医责任远没有到位。

总之，医疗服务无论是公平问题，还是效率问题，都是政府责任的体现。

要解决我国医疗服务的公平与效率问题,政府主导是大势所趋,势在必行。

1.2.1.3 关于卫生服务公平性影响因素的研究

刘民权等(2007)回顾了我国政府卫生支出的历史和现状,包括政府卫生支出的水平、结构以及各级政府的负担比例,并讨论了这些方面的变化对卫生服务公平性的可能影响。主要结论如下:

A. 从支出规模上看,政府卫生支出的总量偏低。此外,由于卫生总费用中政府支出和社会支出所占的比重偏低,而个人支出的比重偏高,导致居民医疗卫生服务的获得高度依赖于个人(家庭)的收入水平,所以,中国目前在收入分配上存在的巨大不公平可能会导致居民在卫生服务获得上的严重不公平。

B. 在政府的卫生支出结构中,存在供给和需求补助的不公平。就卫生服务供给方的补助而言,政府的补助主要向中央属、省属、省辖市属的医疗机构倾斜,对次级卫生机构的补助相对较少;就对卫生服务需求方的补助而言,政府的补助过度集中于覆盖范围极小的公费医疗领域,投入的公平性亟待改进。

C. 区域卫生支出存在不公平性。分税制改革调整了中央政府与地方政府财权关系,使中央政府的收入比例大幅度提高,但是中央与地方的事权关系却没有得到相应调整,使得各省、各地区的卫生支出高度依赖于地方经济的发展水平,而中国目前区域经济发展上存在着巨大的不平衡,从而加剧了地区间的卫生服务不公平性。此外,特别值得一提的是,在目前的事权分配格局中,财政能力相对有限的基层政府(县乡政府)成为政府卫生支出的主体,使得农村地区的公共卫生支出得不到保证,从而加剧了城乡之间卫生服务的不公平性。

因此,政府需要在未来进一步加大对卫生领域的投入,并使卫生支出向次级卫生机构倾斜、向农村和经济落后的地区倾斜,改革事权的分担机制,进一步提高中国卫生服务的公平性。

1.2.2 对我国卫生资源配置公平性的分析

1.2.2.1 医疗卫生资源配置存在城乡和地区差异

孙燕铭(2006)将中国与一些代表性国家的卫生资源状况进行了比较,得出中国卫生财力资源总体不足的结论;通过人均卫生事业费的地区差别、城乡差别证明了卫生保健资源分配的严重不公平性;通过城市卫生资源过度配置,广大农村,特别是贫困农村卫生资源配置的相对贫乏证明了医疗卫生资源配置低效率;通过政府对公共卫生和基本医疗投入的不足说明了医疗卫生资源分配本身结构的不合理性。总之,健康是人的基本生存权之一,政府须承担医疗卫生公平的责任;卫生资源配置的公平性维护和使用效率的提高需要政府的政策干预;政府公共卫生政策制定的理念需要不断纠正和完善。

1.2.2.2　价格因素是医疗资源配置低效率的原因

刘维奇、靳共元(2007)分析了我国医疗卫生领域存在的主要问题是医疗价格水平畸高,没有形成合理的价格竞争机制,价格不能起到有效配置资源的作用,导致医疗资源配置的低效率。从医疗机构经营目标、医疗市场和我国医疗保障体系三个方面,研究我国医疗资源配置低效率的原因。最后提出了提高资源配置效率的几个途径:强化政府的责任;引入竞争,引导民间资本和外资进入我国医疗卫生领域;割断医药行业与医疗机构的利益关系,控制医药和仪器检查费用;增强信息透明度,降低信息不对称的程度等。

1.2.2.3　政府在卫生资源配置中担任角色的各国比较

张振忠课题组(2007)比较了国际组织对政府在卫生资源配置过程中角色的理解。(1)格鲁吉亚政府认为提供公共卫生服务是其义不容辞的责任,并根据疾病的社会危害程度、蔓延速度、治愈率、治愈成本及患病人群年龄等因素,确定了15项完全由政府承担的公共卫生服务。(2)印度政府认为,医疗卫生体制如果完全实施商业化、市场化运作,会违背医疗卫生事业的基本规律,破坏社会公平,不利于社会安定。因此,自独立以来,印度政府建立了几乎免费的公共医疗卫生体系。(3)泰国政府承担了公共卫生服务建设的责任。泰国的乡村卫生服务由政府投资兴建机构,配备卫生人员和装备,提供大部分维持费用以及必需扩大规模的固定资产投入和开展预防工作的业务经费,其余部分经费由政府组织村民集资解决。在管理方面,泰国的乡村卫生服务由卫生中心管理,其基本职能是在政府领导下负责组织实施全乡的预防保健工作。乡村卫生中心主任是政府官员,代表政府负责全乡群众的健康工作。

通过比较国际上各国政府在卫生领域的职责,课题组进一步提出政府在农村基层卫生资源配置过程中应承担的责任:第一,资金筹集;第二,制订卫生资源规划;第三,引导卫生资源流向,提高资源利用效率;第四,自身直接提供部分服务;第五,规范私人市场,保证公平竞争环境,提高卫生服务机构的效率;第六,加强基本卫生资源配置各个环节的监管,防范各种委托代理风险。

1.2.3 对我国农村合作医疗制度的各种看法

1.2.3.1 新型农村合作医疗制度保证面窄

王为民(2006)分析了实现 2008 年在全国农村基本普及新型农村合作医疗制度所面临的主要问题:缺乏组织能力和管理成本偏高;覆盖率低、筹资水平低;保障目标依然定为保大病,而不是真正影响农村居民整体健康水平的常见病和多发病;由于农民对合作医疗的组织者不太信任及医疗服务价格的迅速上涨导致农民参合的意愿低。提出进一步建立和完善新型农村合作医疗制度的两方面:一是强化政府作用;二是充分调动农民参加合作医疗的积极性。

1.2.3.2 对农民的医疗补偿不够公平

张玉春(2007)利用世界卫生组织提出的灾难性卫生支出指标和基尼系数分析方法,对北京市新型农村合作医疗的运行状况进行了评价。结果表明:目前我国新型农村合作医疗仍存在保障程度偏低、灾难性卫生支出主要集中于贫苦家庭、对农民的补偿不够公平等问题。在此基础上,提出加强组织领导,加大宣传力度;引入竞争机制,打破医疗垄断;稳定筹资机制,提高筹资水平;完善补偿机制,提高补偿比例;完善管理制度,规范基金运作;完善医疗救助,帮助贫困家庭调整和完善新型农村合作医疗的对策建议。

1.2.3.3 西部农村医疗卫生事业发展缓慢

"西部农村合作医疗服务体系研究"课题组(2007)通过对西部农村医疗卫生状况的分析发现:医疗服务体系欠缺;农民医疗支付能力低下;西部农村在卫生保障费用等方面与其他地区尤其东部地区有较大差距;西部农村人口的健康指标明显低于我国平均水平;疾病预防控制工作落后,突发公共卫生事件相对较多。

课题组通过对新型合作医疗实施情况的调查发现,西部农村新型合作医疗制度实施中还存在以下问题:运行机制尚不健全,资金筹集困难,管理能力较为薄弱;部分地区农民积极性不高,持观望和怀疑态度;服务和支撑体系不健全等。

课题组分析了西部农村医疗卫生事业发展及推进新型合作医疗工作面临的制约因素:自然条件差;经济发展水平落后;体制性因素;现有合作医疗发展基础薄弱(加大了新型合作医疗工作的难度);西部农村医疗卫生基础设施差,人才缺乏、技术水平低(这会大大制约西部农村新型合作医疗工作的进行);新型合作医疗制度本身的一些不确定因素(这会对西部农村新型合作医疗工作的推进带来影响)。

课题组最后提出了加强西部农村合作医疗服务体系建设的政策措施:加强组织管理机构建设,完善西部农村医疗机构的运行机制;因地制宜选择合作医疗模式,积极探索长效的筹资机制;加强对合作医疗资金的监督,逐步完善资金管理制度;继续加大对西部农村卫生的投入;加强县、乡、村三级医疗机构的建设;加强西部农村医疗卫生队伍的建设;进一步促进西部农村医疗救助制度的建立;积极建立城市卫生支援农村的长效机制;加强农村药品监管,维护农村医药市场秩序;加快法律法规建设,为新型农村合作医疗工作提供制度保证。

1.2.4　对我国医疗卫生体制改革的各种争论

1.2.4.1　强化政府责任

郝惠敏(2005)分析了改革开放以来,我国医疗卫生体制改革进展缓慢的主要原因在于医疗费用高,服务质量不尽如人意,公共卫生系统忽视效率,而且存在严重的不公平。从经济学角度讲,造成这些问题的首要原因是我国在医疗卫生体制上更多地倾向于用行政手段代替市场配置医疗卫生资源,导致医疗卫生行业存在市场失灵以至于人们对引入市场机制产生怀疑;其次是政府作为市场经济的补充职能未能充分发挥。所以,现阶段我国卫生事业的改革出路在于引入市场机制的同时还要强化政府的职能。作者最后提出医疗改革应从以下几方面入手:(1)通过医院的产权改革引入市场机制,打破垄断;(2)为了提高公共卫生系统效率,政府应该增加对公共卫生的财政投入;(3)政府的职能应从混合型向监督管理型转变。

1.2.4.2　规范公立医院

李卫平(2006)通过回顾中国公立医院改革的历程,分析其改革政策,认为政府财政补助不足、不规范的市场、扭曲的医院服务定价政策,以及政府管制和公共治理能力不足是造成目前医疗费用上涨、资源缺乏配置效率的深层次原因,而现行的治理结构又是导致公立医院费用上涨、效率低下的重要原因。公立医院所有者职能不统一,缺乏评估公立医院组织绩效的手段,对公立医院院长缺少有效的激励约束机制等导致公立医院内部治理失效;社会医疗保险覆盖面小,社区卫生服务发展缓慢无法形成资源有效配置的市场结构等导致外部治理失效等,为此提出,应该全面规范公立医院自主化改革。

1.2.4.3   扩大医学毕业生的就业途径

翟理祥、禤国维(2006)提出应对医学毕业生就业难的若干改革措施:推行医疗卫生事业单位人员聘用制度;鼓励非公有制医疗机构吸纳医学毕业生;引导医学毕业生到社区、山区或农村基层就业;支持医学毕业生自主创业;推广住院医师规范化培训制度;调整医学"执业资格证"报考时限;打破"学医就要做医生"的固定思维模式;加强医学毕业生的就业指导和就业服务。

1.2.4.4   提高社区卫生服务质量

刘钧、相琼(2007)认为当前我国社区医院、卫生站医疗设备短缺,社区医院、卫生站提供的服务项目比较少,医护人员素质偏低,医疗服务质量不高等服务功能的缺失同发展社区卫生服务的配套措施不完善,社区医疗服务与公共卫生体系分离,政府资金投入不足等问题有关。分析了出现上述问题的主要原因,提出了解决我国社区卫生服务问题的对策措施:扩大资金来源,加强全科医生的培养,加强社区卫生服务同基本医疗保险的结合,提高社区医疗机构的服务质量等措施,这些措施将有助于解决制约社区卫生服务的瓶颈问题,促进社区卫生服务的发展。

1.2.4.5   改变我国医疗资金筹集方式

许梦博和许罕多(2007)从发达国家的经验总结了政府介入医疗资金筹集与分配的两种方式:一是直接通过税收方式筹资并由政府直接向全部或部分社会成员提供保障;二是通过强制性社会医疗保险方式进行间接筹资和分配。在绝大多数发达国家,这两种方式的筹资都构成了医疗卫生总费用的绝对主体,个人和家庭筹资占医疗总费用的比例很低。在资金筹集模式方面,建议我国要借鉴国外的先进经验,结合中国具体国情,多渠道、多方式、全方位利用各方面力量,努力为农村医疗产品供给提供可靠的财力基础。

1.2.4.6   加大政府在社会医疗保障方面扶持的力度

刘岚、陈功、郑晓瑛(2007)通过对 1993~2003 年期间城市居民的社会医疗保障覆盖水平与收入之间关系的研究得出,我国城镇社会医疗保障改革面临的最突出问题是医疗保险的覆盖面窄、低收入群体的社会医疗救助缺失。1998 年我国实行城镇职工医疗保险制度改革以来,中高收入的城镇居民无医疗保障的状况得到了改善,而低收入居民无医疗保障的比例反而有所升高。

这说明我国的社会医疗保险对低收入群体的保障极其有限,政府对于缺乏基本医疗保障的困难群体的救助与扶持是不够的。此外,近年来我国人口老龄化趋势加剧,疾病谱结构由传染性疾病向慢性疾病转变,这势必给我国并不成熟的医疗保障制度,尤其是对医疗保险基金造成很大的压力。因此,无论是对于医疗保障模式的选择,还是保证医疗保险基金的可持续性,政府都需要及时作出积极有效的政策回应。这也是我国政府在社会医疗保障改革过程中兼顾公平与效率,体现"以人为本"的关键。

　　以上国内外学者对卫生行业发展所做的理论研究与实证分析为我们研究全国卫生行业发展现状及区域卫生行业发展的趋同性和异构性找到了突破口,为医疗改革措施的制定提供了研究思路,进而为本研究奠定了理论基础和实践依据。但以上学者对卫生行业的研究仍存在以下不足:一是在研究方法上,大多数学者较注重理论的研究,利用多种统计方法做实证研究的文献尚不多见;二是在数据选取上,大多数学者仅选取了个别年度宏观数据对卫生行业发展现状进行了描述,对卫生行业发展特点的归纳教而不详,缺乏对卫生行业数据详细分类的归纳总结;三是在理论深度上,大多数关于卫生行业与经济社会关系的研究仅限于描述性分析,深入的实证检验颇为少见。本书将利用2004 年经济普查数据,选择与以往不同的研究方法和研究思路来重新认识卫生行业的现状及其与经济社会发展的关系。

第 2 章

全景描述:中国卫生行业
发展的现状与特点

推进社会主义和谐社会建设是中国第十一个五年规划的一项重要内容。构建和谐社会,就要着力解决涉及人民群众切身利益的各种社会问题。对于卫生事业来说,就是要满足人民群众基本医疗卫生服务需求,不断提高人民群众的健康水平,促进区域卫生行业的协调发展。

新中国成立以来,中国卫生事业取得了举世公认的辉煌成就,中国人民的健康水平有了极大提高。据 2007 年中国卫生统计提要及 2007 年中国卫生事业发展情况统计公报提供的资料显示:自 1949 年至 2006 年,人口死亡率从 20‰下降到 6.81‰;婴儿死亡率从解放前的 200‰下降到 2005 年的 19‰(统计范围:妇幼卫生监测地区);孕产妇死亡率从解放前的 1500/10 万下降到 2005 年的 47.77/10 万;据全国 27 种甲、乙类法定报告传染病初步统计,2006 年全国报告甲、乙类传染病总发病率 266.83/10 万,死亡率 0.81/10 万,病死率 0.30%。与上年比较,传染病报告发病率下降 1.1%,死亡率上升 7.0%,病死率与上年基本持平;中国人均期望寿命已从解放前的 35 岁提高到 2000 年的 71.4 岁(统计范围:全国第五次人口普查)。

中国医疗卫生事业在迅速发展的过程中,形成了比较健全的城乡医疗服务网络,具有较为完善的服务功能。在医疗机构门诊服务上,2006 年,全国医疗机构(不包括诊所、卫生所、医务室、社区卫生服务站和村卫生室,下同)总诊疗人次数为 24.46 亿次,其中,医院 14.71 亿次,卫生院 7.25 亿次,其他医疗机构 2.5 亿次。与上年比较,医疗机构总诊疗人次数增加 1.41 亿次,其中,医院增加 0.84 亿次,卫生院增加 0.26 亿次。在医疗机构住院服务上,2006 年,全国医疗机构入院人数 7906 万人,其中,医院 5562 万人,卫生院 1858 万人,其他医疗机构 486 万人。与上年比较,医疗机构入院人数增加 722 万人,其中,医院增加 454 万人,卫生院增加 217 万人。在医生人均工作量上,2006年,卫生部门综合医院医生人均每天担负诊疗人次为 5.5 次,比上年增加 0.2次;医生人均每天担负住院床日为 1.7 日,比上年增加 0.1 日。在医疗机构病床利用上,2006 年全国医疗机构病床使用率为 64.9%,其中,医院 72.4%,卫生院 39.4%。与上年比较,医疗机构病床使用率提高 2.0 个百分点,其中,医院提高 2.0 个百分点,卫生院提高 1.6 个百分点。在新型农村合作医疗覆盖上,截至 2006 年底,全国已有 1451 个县(市、区)开展了新型农村合作医疗,覆盖人口为 5.08 亿人,4.10 亿农民参加了合作医疗,参合率为 80.7%,参合农民就诊率和住院率均明显提高。在社区卫生服务上,2006 年底,全国已设立社区卫生服务中心(站)2.3 万个,其中,社区卫生服务中心 2077 个,社区卫生服务站 20579 个,与 2005 年相比,社区卫生服务中心(站)增加 5528 个;2006年社区卫生服务中心提供门诊 8147 万人次,住院 43 万人;平均每个机构年提供门诊 3.9 万人次,住院 207 人,平均每个医生每日担负诊疗 12.8 人次。

　　人们的健康水平在不断提高的同时,卫生事业发展所需求的医疗机构规模、资源规模也在不断扩张。各类卫生机构建设迅速崛起,从业人员数不断扩大,卫生资源投入明显增长,技术装备水平全面改善。在卫生机构总数上,2006 年末,全国卫生机构总数 30.9 万个,比上年增加 9972 个,与上年比较,医院、社区卫生服务中心(站)、门诊部(所)数有所增加,卫生院、妇幼保健机构、专科疾病防治机构数略微减少。在医疗机构床位数上,2006 年末,全国医疗机构床位 349.6 万张,其中,医院床位 256.0 万张(占 73.2%),卫生院床位71.0 万张(占 20.3%),其他医疗机构床位占 6.5%。与上年比较,医疗机构床位增加 14.4 万张,其中,医院床位增加 11.5 万张,卫生院床位增加 2.0 万张;在卫生人员总量上,2006 年末,全国卫生人员总数 562.0 万人,其中,卫生技术人员 462.4 万人,与上年比较,卫生人员增加 19.3 万人(增长 3.55%),卫生技术人员增加 16.4 万人(增长 3.68%)。在卫生总费用上,据测算,2005年,全国卫生总费用达 8659.9 亿元,比 2004 年增加 1069.6 亿元(未扣除物价因素影响,下同);全国卫生事业费 601.5 亿元,占国家财政支出的 1.77%,与 2004

年比较,卫生事业费增加 121.9 亿元,占国家财政支出比重增加 0.09 个百分点。

医务人员的业务素质迅速提高,医疗技术水平不断提高,能够开展的诊疗项目不断增加,为全体居民提供了较好的医疗卫生服务。据经济普查数据统计,在 519.45 万名卫生行业从业人员中,研究生及以上学历 6.63 万人,大学本科学历 69.23 万人,大专学历 138.6 万人,大专及大专以上学历占全部从业人员的 27.9%;具有高级职称的 30.52 万人,中级职称的 114.82 万人,初级职称的 220.01 万人;在 25.23 万企业卫生单位从业人员中,具有高级技术职称的 1.96 万人,中级技术职称的 5.22 万人。

自新中国成立至改革开放前的三十多年里,由于政府的统一规划、组织和大力投入,中国的医疗卫生服务体系得到了迅速的发展,形成了比较完整的、布局合理的城乡医疗卫生服务体系,广大人民群众的健康水平得到了极大提高,成为世界上依靠有限的物质资源投入取得巨大医疗卫生事业进步的典范。然而,改革开放特别是近十几年以来,在卫生行业取得以上巨大进展的同时,经济和社会的变革对医疗卫生行业的发展产生了深刻的影响,目前,医疗卫生行业既面临着难得的发展机遇,也存在着由于社会经济变革而出现的严峻挑战。如何系统、全面地认识医疗卫生行业所取得的进步及其存在的问题,明确卫生行业发展的影响因素,进而通过改革、调整使医疗卫生行业能够顺应社会经济发展的要求,实现可持续、健康发展,已经成为中国全面建设小康社会、推进社会和谐发展的关键。第一次全国经济普查为第二、第三产业的核算提供了大量的数据资料。其中,从医疗卫生行业来看,国家统计局根据经济普查资料对 2004 年卫生行业发展总量、速度、结构、分布等若干方面进行了全面核算。本章主要借助经济普查数据及少数其他来源统计资料,利用统计软件,将整个卫生行业和各类卫生机构数据一一进行统计分析:从 2004 年中国卫生行业发展的现状出发,分析卫生行业发展速度、结构特点、资源配置状况、影响因素及存在的问题,明确各级政府及医疗卫生部门今后努力的方向。

2.1   卫生行业总体状况分析

2004 年经济普查对建国以前和建国以后卫生行业的历史数据进行了修订,重新核算了各个年度指标。本部分将历史数据与普查年度数据进行对比,分析卫生行业在总量、速度、结构方面发生的变化；研究各类卫生机构在经营性质、资源配置、就业吸纳力、文化素质等方面的特点。

2.1.1　卫生机构建设总体状况分析

2.1.1.1　卫生行业单位数总量不断增加，年增长速度差异较大

2004 年中国经济普查数据显示，中国医疗卫生单位总量由 1949 年以前的 2170 个增加到 1991 年的 100523 个，2000 年的 132249 个，2004 年的 155773 个。自 1996 年以来，卫生单位数总量增长迅速，且进入 20 世纪 90 年代以来，1996 年是卫生行业迅速发展的转折年[①]。为此，以 1996 年为基年，据经济普查提供数据，计算以后各年的定基增长速度，结果如表 2.1 所示。

表 2.1　卫生行业单位数年增长量及定基增长速度表

年度	1996	1997	1998	1999	2000	2001	2002	2003	2004
增长量（个）	3461	3160	4311	3586	5177	5413	6387	6042	5503
增长速度（%）		−8.7	24.56	3.61	49.58	56.4	84.54	74.57	59

资料来源：《中国经济普查年鉴——2004》，中国统计出版社 2006 年版。

从 1997 年至 2004 年的八年期间，可将卫生行业单位规模的发展分为四个阶段：第一阶段是 1997～1998 年，卫生行业单位数增长速度处于上升阶段，但 1997 年的定基增长速度为负值，说明 1997 年卫生行业单位数增长量比 1996 年的单位数增长量少；1998～1999 年卫生行业单位数增长速度下降，且 1999 年比 1998 年的年增长速度下降了 20%，下降幅度较大；1999～2002 年是卫生行业单位数增长的鼎盛时期，且 2002 年是这八年之中单位数定基增长速度最大的一年；2002～2004 年卫生行业单位数增长速度又出现下滑趋势。可见，自 1997 年至 2004 年的八年期间，卫生行业单位数总量增长迅速，但在增长过程中不同年度增长速度是不同的，这种年增长速度的差异性见图 2.1。总结卫生行业单位规模发展过程，发现以下特点：卫生行业单位数供给日趋增大，发展过程又具阶段性特征；总量在不断增加，但增长速度却是时起时落。随着社会的发展，人们生活条件的改善，卫生行业的单位数规模需求会越来越大。

---

① 20 世纪 90 年代以后的卫生行业详细发展状况参见卫生部 2005 年中国卫生统计提要（http://www.moh.gov.cn）。

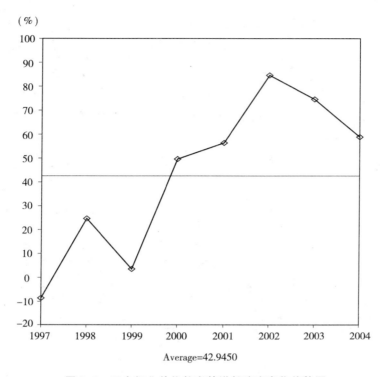

图 2.1　卫生行业单位数定基增长速度变化趋势图

2.1.1.2　门诊和医院是卫生机构的主要构成,是居民就医的主要选择

随着人们对医疗卫生服务需求的增大,各类卫生机构的供给也日趋增多。在各类卫生机构中,由于私人门诊的方便性和营利性,门诊医疗活动部门迅速扩张,在普查的 155773 个法人卫生单位中,门诊医疗活动部门单位数最多,有 66857 个,占 42.9%;卫生院及社区医疗活动部门作为基础医疗卫生服务部门,有 45542 个,其单位数位居第二,占 29.2%;随着竞争的加剧、社会办和企业办医院的增多以及人们对高端卫生机构需求的增加,普查中医院有 17817 个,占 11.4%;单位数规模较大的卫生机构还有计划生育技术活动部门,有 12644 个,占 8.1%;其他卫生机构单位数都相对少些,妇幼保健部门 2983 个,占 1.9%,专科疾病防治部门 1694 个,占 1.1%,疾病预防控制及防疫部门 5140 个,占 3.3%,其他卫生活动部门 3096 个,占 2%。

由上述各类卫生机构单位数构成可见,门诊医疗活动部门比卫生院要多,医院作为高端卫生机构规模扩大迅速。据 2003 年卫生部第三次国家卫生服务调查提供资料,门诊医疗活动部门和医院比卫生院更受欢迎。门诊医疗活动部门比卫生院更受欢迎的原因:一是在服务态度上,门诊医疗活动部门的医生与卫生院的医生相比,态度更好、更有人情味,他们有时还允许患者赊账,对于特困病人,还有特殊待遇;二是在价格方面,门诊医疗活动部门比卫生院、县及县以上医院要便宜。县及县以上医院价格相对最高,但其也在迅速扩张的原因一方面是私营和社会办医院的迅速崛起,另一方面是医院医疗设备齐全先进,药品质量好,医师技术上更信得过,居民得了大病还是选择医院。总之,相对于医院和门诊医疗活动部门,卫生院及社区医疗活动部门在方便性上比不上门诊医疗活动部门,质量方面与县及县以上医院有较大的距离,药品价格和服务态度又是最不令人满意的。

2.1.1.3 非经营性卫生单位占有绝对比例,但面临持续生存与发展的危机

2000 年 2 月 16 日国务院体改办等八部委发布了《关于城镇医药卫生体制改革的指导意见》,以及之后卫生部等部门制定的《关于城镇医疗机构分类管理的实施意见》,明确了在社会主义市场经济条件下的医疗卫生机构的改革方向,即将医疗机构分为非经营性和经营性两类进行管理。需要明确的是非经营性医疗机构与企业有着本质的区别:二者的性质不同;追求目标不同;思想意识不同;经济运营管理机制不同;劳动报酬决定因素不同。下面就 2004 年经济普查资料提供的数据分析我国经营性与非经营性卫生机构单位数规模建设情况。

从总体上看,2004 年卫生行业经营性与非经营性单位数共计 317432 个,其中,非经营性卫生单位数 293656 个,占 92.5%,经营性单位数 23776 个,仅占 7.5%,总体上,非经营性卫生单位数占有绝对比例。

为进一步体现各类卫生机构经营性与非经营性构成差异,现在再来分析各类卫生机构经营性与非经营性单位数构成状况。在所有医院中非经营性医院占到 80% 以上,经营性医院不到 20%;卫生院几乎都是非经营性的;从其他卫生机构看,除门诊医疗活动部门外,非经营性单位数也都占到一半以上。①

① 数据来源:卫生部 2005 年中国卫生统计提要(http://www.moh.gov.cn)。

可见,非经营性卫生单位数占有绝对比重几乎是所有类别卫生机构的一大特点。门诊医疗活动部门中经营性单位数比重比非经营性单位数比重要大,原因在于门诊医疗活动部门中以营利为目的的私营性质的单位数较多;其他卫生机构非经营性卫生单位数占有绝对比重的原因在于,一直以来,政府始终是卫生机构投资建设的主要力量,这也是导致政府办医院、卫生院这些卫生机构始终处于非营利状态的主导因素。

导致卫生行业非经营性单位数占有绝对比例的原因在于:从公共经济学的角度可以确定医疗卫生产品的提供方式属于纯公共产品和准公共产品的医疗卫生服务,纯公共产品由政府通过直接购买或者直接生产的方式提供;准公共产品由政府资助的营利性医疗卫生机构提供;属于私人产品的医疗卫生服务,应由完全企业化经营的营利性医疗卫生机构有效提供;在公共卫生产品生产领域,因为投资规模巨大或投资周期太长,私营经济不愿涉足或无力单独涉足,也无法完全通过市场进行调节,最终导致经营性卫生单位数市场比重较少。我国已经是 WTO 的正式成员,医疗服务市场也在逐步对外开放,竞争日益激烈。我国的非经营性卫生机构的发展既面临机遇又面临着严峻的挑战,如何生存和发展是当前所有的非经营性卫生机构必须认真考虑的首要问题。中国的非经营性医院是中国医疗行业的主体,在计划经济体制下,其经济活动完全执行政府的计划行政指令,其运行过程的亏损全部由政府给予差额补贴来补偿,因此,其市场经营机制极为淡漠。随着市场经济的发展,国家给予的财政补贴逐渐减少,非经营性医院面临如何及时建立完善的经济运营机制,以便在市场经济的大环境中寻求生存和发展的问题。

2.1.2 卫生行业就业吸纳能力分析

卫生行业就业吸纳力是指卫生行业从业人员数与全国从业人员总数的比例,对这一指标可以分别从卫生行业从业人员机构构成差异、行业比较等不同角度进行详细分析,以体现各类卫生机构从业人员结构的差异、卫生行业与其他行业就业吸纳力的差异。

2.1.2.1 各类卫生机构的就业吸纳力差别较大

据 2004 年经济普查资料提供的数据,卫生行业从业人员共计 519.45 万人,在所有医疗卫生机构中,医院与卫生院拥有卫生行业从业人员的绝大多数,这两个卫生机构从业人员占整个卫生行业就业量的 83.5%,这说明这两类机构是解决卫生劳动资源就业的主要渠道。其中医院所有从业人员共计314.43 万人,占整个卫生行业从业人员的 60.53%,每所医院平均从业人员176.4 人;卫生院及社区医疗活动部门从业人员共计 119.57 万人,占23.02%,其他卫生机构从业人员相对较少,各类卫生机构从业人员具体构成如图 2.2 所示。

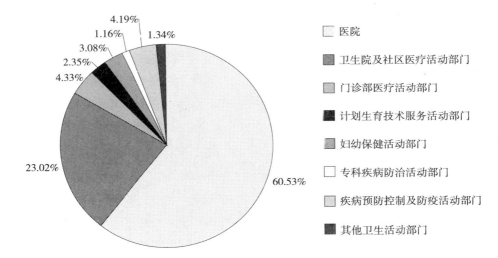

图 2.2　各类卫生机构从业人员构成图

资料来源:《中国经济普查年鉴——2004》,中国统计出版社 2006 年版。

2.1.2.2　与其他服务业相比,卫生就业吸纳力不算大

我国对 15 个服务业就业情况的经济普查发现,15 个服务业的总就业人数为 9183.63 万人,其中,公共管理与社会组织从业人员最多,其就业吸纳力占 15 个行业的 22.13%,从业人员较多的行业还有教育业和批发零售业,这三个行业是服务业中吸纳就业的主力。在 15 个服务业中,卫生行业从业人员总量排名第六,其就业吸纳力占 15 个行业的 5%,在解决第三产业就业问题上,相比于文化、体育和娱乐业,卫生行业作出的贡献不算小,但其就业吸纳力不到公共管理与社会组织行业的 1/3,也远远低于教育行业,不同行业就业吸纳力状况如表 2.2 所示。

表 2.2 不同行业就业吸纳力比较表

行　业	从业人员总数（万人）	就业吸纳力比重（%）	排　序
公共管理和社会组织	1917.5	22.13	1
教育业	1518.57	17.53	2
批发和零售业	1382.47	15.96	3
交通运输、仓储和邮政业	627.56	7.24	4
卫生、社会保障和社会福利业	547.37	6.32	5
卫生业	519.45	6	6
租赁和商务服务业	439.6	5.07	7
住宿和餐饮业	429.15	4.95	8
房地产业	395.72	4.57	9
金融业	374.54	4.32	10
科学研究、技术服务和地质勘查业	325.94	3.76	11
信息传输、计算机服务和软件业	238.51	2.75	12
水利、环境和公共设施管理业	184.03	2.12	13
文化、体育和娱乐业	147.17	1.7	14
居民服务和其他服务业	136.05	1.57	15

资料来源：《中国经济普查年鉴——2004》，中国统计出版社 2006 年版。

2.1.2.3　与国际相比，中国医疗卫生行业就业比重较低，但发展潜力较大

2004 年医疗卫生行业占我国总体就业比重的 1.2%，而发达国家的这一比重平均为 9.8%[1]，差距较大。一方面，医疗卫生业的快速发展是经济发展和人均收入水平提高的结果。随着收入水平的提高，人们在满足一定的物质需求之后，对健康的需求开始增长，同时经济发展水平越高对人力资本的要求也越高，这都是医疗卫生业快速发展的客观条件。另一方面，医疗卫生服务具有公共产品或准公共产品的属性，同时承担着实现社会公平的职能，这就要求

① 魏作全：《发达国家服务业就业结构变迁对我国的启示》，《经济管理》2007 年第 1 期。

公共财政要在这些行业进行更多的投入以满足不断增长的社会需求。但是,无论是从个人需求还是公共支出的角度看,经济发展水平、人均收入水平以及公共财政收入的提高是这些行业发展的必要条件,在目前我国工业化水平和人均收入水平与发达国家相比都很低的情况下,要求我国医疗卫生行业的就业比重短期内达到发达国家的水平显然也是不现实的。但发达国家医疗卫生行业就业比重的持续增长提示我们,医疗卫生行业可能是未来我国服务业就业增长较快的领域。

2.1.3 卫生行业从业人员文化素质分析

从经济学上来看,资本有两类:一是物质资本(Physical Capital);二是人力资本(Human Capital)。所谓人力资本,是对人力进行投资,包括学习、上学及在职培训等所形成的资本。现代经济发展表明,技术变革和人力资本是经济发展的内生变量。1992年诺贝尔经济学奖得主贝克(G. S. Becker)估计,未来50年内,人力资本将是任何经济实体中最重要的资本。事实上,在今日的社会,人力资本对经济成长与行业发展具有决定性的影响。

根据发达国家的经验和我国的实际情况,以商务服务业为主的生产者服务业和以教育、医疗卫生业为主的社会服务业有可能成为未来我国服务业就业增长的主要领域。但是,随着高等教育扩招幅度的增大,有资格培养大专及以上学历学生的高校、医院、科研院所逐年增加,医学七年制、八年制毕业生陆续毕业,医学院学生的就业压力明显加大,就业供需结构性矛盾变得更加突出。因此,分析卫生行业从业人员文化素质对于不同学历层次卫生人员的合理配置具有重要意义。

2.1.3.1 从业人员学历层次不算低,高于全国服务业从业人员的平均水平

A. 卫生行业从业人员学历水平不算低

根据发达国家的经验和我国的实际,以商务服务业为主的生产者服务业和以教育、医疗卫生业为主的社会服务业有可能成为未来我国服务业就业增长的主要领域。但是这些行业对从业人员文化技术水平的要求普遍较高,从业人员大都具备较高的人力资本水平,那么我国目前需要大规模转移的劳动力是否满足这一要求呢?据2004年经济普查资料提供的数据,在519.45万从业人员中,具有研究生及以上学历的从业人员有6.63万人,占1.27%,具

有本科学历的从业人员有 69.23 万人,占 13.33%,具有大专学历的从业人员有 138.61 万人,占 26.68%,大专及以下学历的从业人员有 304.98 万人,占 58.71%。可见,具有大专及以上学历的从业人员所占比重达四成以上,不算低。

B. 卫生行业从业人员文化水平远高于全国服务业从业人员的平均水平

在 2004 年所普查的 15 个行业中,教育行业、公共管理和社会组织行业中具有研究生及以上学历的人员总量是最多的,尤其是教育行业,其具有研究生及以上学历的从业人员将近卫生行业的六倍,相比之下,教育行业从业人员具有更高的文化素质,是人才汇集的摇篮。就研究生及以上学历人员在本行业所占的比重来看,信息传输、计算机服务和软件业,科学研究、技术服务和地质勘查业的这一比重最高,可见,这两个行业对从业人员学历层次要求较高。将各行业中不同学历从业人员所占份额排名发现,本科学历从业人员所占比重较大的行业有信息传输、计算机服务和软件业、教育行业、科学研究、技术服务和地质勘查业,卫生行业处于中间位置;对专科学历人员需求量较大的行业有金融业、教育、公共管理和社会组织行业,卫生行业对专科学历人员的需求量也是处于中间位置;高中学历从业人员比重最高的行业是卫生行业;初中及以下学历从业人员比重较高的有交通运输、仓储和邮电业、住宿和餐饮业、水利、环境和公共设施管理业、居民服务和其他服务业。

总之,卫生行业具有大专及以上学历的人员占从业人员的四成,这一比重远高于 15 个服务行业从业人员的平均水平,学历层次较高,这与卫生行业属于专业技术行业有关。各个行业的学历构成如表 2.3 所示。

表 2.3 不同学历从业人员在本行业所占比重

单位:%

行业分类	就业人数(万人)	研究生及以上学历	大学本科学历	大专学历	高中学历	初中及以下学历
交通运输、仓储和邮政业	627.56	1.40	27.41	78.49	262.95	257.01
信息传输、计算机服务和软件业	238.51	8.55	58.50	67.27	83.78	20.41
批发和零售业	1382.47	11.45	98.46	260.55	631.68	380.32

续表

行业分类	就业人数（万人）	研究生及以上学历	大学本科学历	大专学历	高中学历	初中及以下学历
住宿和餐饮业	429.15	0.64	10.43	44.45	188.12	185.50
金融业	374.54	6.00	67.01	137.80	139.70	24.03
房地产业	395.72	3.51	38.26	84.07	146.52	123.29
租赁和商务服务业	439.60	9.07	65.79	106.38	146.39	111.97
科学研究、技术服务和地质勘查业	325.94	13.53	90.00	88.80	87.83	45.77
水利、环境和公共设施管理业	184.03	0.67	10.66	28.89	63.26	80.55
居民服务和其他服务业	136.05	0.71	6.99	18.55	53.11	56.69
教育	1518.57	38.07	390.32	614.98	397.01	77.69
卫生、社会保障和社会福利业	547.37	6.80	72.34	147.06	248.36	72.81
卫生	519.45	6.63	69.23	138.61	239.57	65.41
文化、体育和娱乐业	147.17	2.53	26.22	39.72	49.40	29.31
公共管理和社会组织	1917.50	20.77	314.99	617.05	560.88	403.82

资料来源:《中国经济普查年鉴——2004》,中国统计出版社 2006 年版。

2.1.3.2　七成以上的卫生从业人员具有专业技术职称,仅次于教育行业

从职称构成来看,据 2004 年经济普查资料提供的数据,在 519 万卫生行业从业人员中,具有高级技术职称的人员有 30.52 万人,占从业人员的 5.88%;具有中级技术职称的人员有 114.82 万人,占从业人员的 22.10%;具有初级技术职称的人员有 220.01 万人,占从业人员的 42.35%。七成以上的从业人员具有专业技术职称,可见,卫生行业具有技术职称的从业人员比重较高。

与其他服务业行业比较(见表 2.4),只有教育行业具有专业技术职称的从业人员比重高于卫生行业。各个行业从业人员专业技术职称构成的比较也充分说明了卫生行业从业人员的素质较高。

表 2.4　不同行业从业人员技术职称构成表

单位:万人

行业大类	就业人数	具有高级技术职称人员	具有中级技术职称人员	具有初级技术职称人员	职称比重（%）
交通运输、仓储和邮政业	627.56	4.00	23.64	43.40	11.32
信息传输、计算机服务和软件业	238.51	6.62	22.29	39.35	28.62
批发和零售业	1382.47	14.32	63.66	102.87	13.08
住宿和餐饮业	429.15	2.70	10.60	17.86	7.261
金融业	374.54	4.30	54.44	97.96	41.84
房地产业	395.72	9.72	42.36	41.81	23.73
租赁和商务服务业	439.60	11.36	35.50	34.35	18.47
科学研究、技术服务和地质勘查业	325.94	38.25	66.17	61.79	50.99
水利、环境和公共设施管理业	184.03	2.62	9.72	16.37	15.6
居民服务和其他服务业	136.05	2.02	6.39	7.75	11.88
教育	1518.57	121.28	474.76	537.21	74.63
卫生、社会保障和社会福利业	547.37	30.90	117.35	223.01	67.83
卫生	519.45	30.52	114.82	220.01	70.33
文化、体育和娱乐业	147.17	8.68	21.33	23.15	36.12
公共管理和社会组织	1917.50	24.74	108.79	141.21	14.33

资料来源:《中国经济普查年鉴——2004》,中国统计出版社 2006 年版。

2.1.4　我国卫生人员总数和床位总数配置的地区公平性分析

2.1.4.1　指标选取及处理

基尼系数(Gini Coefficient)最初用于反映社会收入分配不平等程度,后来也被广泛运用于各种社会经济现象的不公平性衡量。基尼系数是意大利经济学家、统计学家基尼以洛伦茨曲线为基础提出来的,随后,瑞赛(1916)、道尔顿(1920)、尹特马(1938)、纽伯瑞(1938)、阿特金森(1970)、赛新斯基(1972)等人又作了进一步研究。基尼系数是国际上通用的反映国家或地区居民之间收入分配差异程度的指标。本书利用基尼系数对卫生资源地区配置公平性度量的基本原理是将收入按不同人群分为若干等级,横轴表示每一等级的人口数占总人口的累计百分比,纵轴表示与人口对应的每一等级健康资源占健康资源总量的累计百分比。连接各坐标点得到洛伦茨曲线。基尼系数等于洛伦茨曲线与对角线围成的面积/对角线下直角三角形的面积。基尼系数取值范围在 0 到 1 之间，0 代表完全公平，1 代表完全不公平。基尼系数有多种计算方法，本书采用三角形面积法。设洛伦茨曲线与线下直角三角形两边围成的面积为 S（如图 2.3、2.4），则：

$$S = \frac{1}{2} \sum_{i=1}^{n} (X_i - X_{i-1})(Y_i + Y_{i-1})$$

基尼系数 $G = (0.5 - S)/0.5 = 1 - 2S$

在此，为计算上的方便，以 Y_i 和 X_i 分别表示各类人口累计的比和相对应的卫生资源累计的百分比，其中，$Y_0 = 0$，$X_0 = 0$。

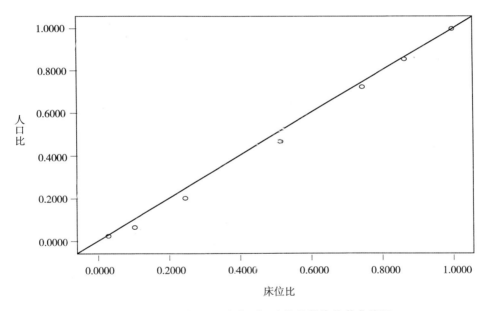

图 2.3　2004 年全国 31 个省（市）床位总数洛伦茨曲线图

为体现 2004 年我国 31 个省（市）之间卫生人力资源和财力资源配置的公平性，选取床位数和卫生人员数为分析指标；为计算上的方便，以人口为分类指标，用系统聚类法将人口及其对应的床位数和卫生人员数作聚类分析，分为七类，分类结果如表 2.5 中所示。第一类包括西藏、青海、宁夏、海南、天津五个地区，属于地区人口总量最少的一类；第二类包括北京、上海和新疆，属于人口偏少的一类；第三类包括内蒙古、甘肃、吉林、重庆、山西和福建；第四类包括

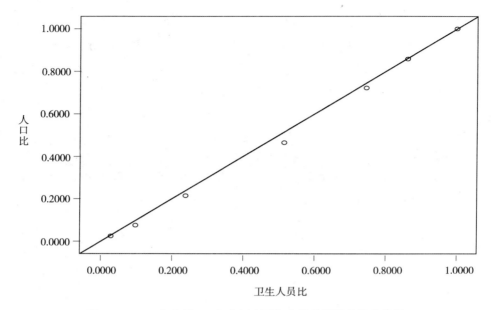

图 2.4 2004 年全国 31 个省(市)卫生人员总数洛伦茨曲线图

表 2.5 基尼系数计算相关数据表

地 区	人口 (万人)	床位总 数(个)	卫生人员 总数(个)	聚类 结果	人口 累计比	床位总数 累计比	卫生人员总数 累计比
西　藏	274	6411	10260	1			
青　海	539	15438	23005	1			
宁　夏	588	16867	27335	1			
海　南	818	18144	36835	1			
天　津	1024	40969	77548	1	0.0251	0.0301	0.032685
北　京	1493	77141	153367	2			
上　海	1742	85315	130823	2			
新　疆	1963	77721	120502	2	0.0652	0.1040	0.108277
内蒙古	2384	66253	120253	3			
甘　肃	2619	61439	96423	3			
吉　林	2709	85942	161507	3			
重　庆	3122	63288	93485	3			

续表

地区	人口（万人）	床位总数（个）	卫生人员总数（个）	聚类结果	人口累计比	床位总数累计比	卫生人员总数累计比
山　西	3335	107930	174658	3			
福　建	3511	80272	117937	3	0.2018	0.24705	0.251033
陕　西	3705	102990	163850	4			
黑龙江	3817	119463	190563	4			
贵　州	3904	61421	90174	4			
辽　宁	4217	176886	270325	4			
江　西	4284	83832	141244	4			
云　南	4415	101654	136697	4			
浙　江	4720	134491	221539	4			
广　西	4889	91795	154384	4	0.4642	0.5154	0.506706
湖　北	6016	137515	260569	5			
安　徽	6461	121716	190763	5			
湖　南	6698	147164	249619	5			
河　北	6809	157626	268399	5			
江　苏	7433	186282	306639	5	0.7224	0.7462	0.745047
广　东	8304	198645	348203	6			
四　川	8725	189350	281847	6	0.8540	0.8656	0.862733
山　东	9180	229418	377950	7			
河　南	9717	207560	356925	7	1	1	1
总　计	129415	3250938	5353628				
基尼系数						0.064	0.061

资料来源：《中国统计年鉴 2005》,《中国卫生统计提要 2005》。

陕西、黑龙江、贵州、辽宁、江西、云南、浙江、广西；第五类包括湖北、安徽、湖南、河北和江苏；第六类包括广东和四川；第七类包括山东和河南。计算各类的人口、床位和卫生人员总数的累计比发现，床位累计比和卫生人员总数累计比都大于人口累计比，说明总体上我国卫生行业发展所需要的财力资源和人力资源发展规模迅速,超过了人口发展的需要。

2.1.4.2 基尼系数的计算及结论

利用 SPSS 统计软件绘制上述七类人口累计比和相对应的床位总数累计比散点图,人口累计比和相对应的卫生人员总数累计比散点图,将表 2.5 中数据带入基尼系数的计算公式,经计算得床位总数基尼系数为 0.064,卫生人员总数基尼系数为 0.061。联合国规定基尼系数小于 0.2 表示分配绝对公平。所以与国际标准对比,我国床位总数和卫生人员总数在 31 个省(市)之间的配置是绝对公平的。

2.2 企业法人卫生单位发展的多视角分析

从总体上看,在 2004 年普查的 100955 个企业与事业法人卫生单位中,事业法人卫生单位数 86741 个,占 85.9%,企业法人卫生单位数 14214 个,占 14.1%。企业卫生机构是独立自主自负盈亏的经营性单位,在经营目标上,追求经济效益的最大化;在经营观念上有很深的成本意识;在管理模式上有一套完善的经济运营管理机制;在成本控制上有丰富的经验;在运营中非常注重投入/产出比,注重资源效益;在工资报酬上实行报酬与劳动产出挂钩的分配政策。企业卫生机构的这些属性与医疗卫生产品的提供方式属于纯公共产品,和准公共产品的属性不相符合,导致企业卫生机构所占份额还不是很大。

2.2.1 各类卫生机构构成及其发展规模与速度分析

2.2.1.1 门诊医疗活动部门是企业卫生机构的主要构成

在 2004 年普查的 14214 个企业卫生机构中,门诊医疗活动部门占 67%,在所有企业法人卫生单位中所占比重最大。其他卫生机构所占比重按照大小排序分别是:医院 16.81%,卫生院及社区医疗活动部门 11.15%,其他卫生活动部门 2.5%,专科疾病防治活动部门 1.28%,疾病预防控制及防疫活动部门 0.72%,计划生育技术服务活动部门 0.39%,妇幼保健活动部门 0.27%。各类企业法人卫生机构的单位数规模及排序如表 2.6 所示。

表 2.6   各类企业卫生机构构成及排序表

各类卫生机构	企业法人卫生单位		
	总量(个)	比重(%)	排序
总　计	14214	100	
医　院	2390	16.81	2
卫生院及社区医疗活动部门	1585	11.15	3
门诊医疗活动部门	9530	67.05	1
计划生育技术服务活动部门	55	0.39	7
妇幼保健活动部门	38	0.27	8
专科疾病防治活动部门	159	1.11	5
疾病预防控制及防疫活动部门	102	0.72	6
其他卫生活动部门	355	2.5	4

资料来源:《中国经济普查年鉴——2004》,中国统计出版社 2006 年版。

2.2.1.2   卫生单位总量在不断增加,但增长速度没有明显的规律性

　　2004 年中国经济普查数据显示,中国企业卫生机构单位数总量由 1949 年及以前的 35 个增加到 1977 年的 2598 个;之后,从 1978 年至 1991 年企业卫生机构单位数规模没再发生变化;从 1992 年至 2004 年 13 年期间企业卫生机构单位总量增加 11616 个,平均每年增加 830 个。进入 20 世纪 90 年代以来,卫生单位数总量增长迅速,企业卫生单位数总量同样增长迅速,且 1996 年是卫生行业迅速发展的转折年,为此,以 1996 年为基年,据经济普查提供数据,计算以后各年的企业卫生单位数增长规模与增长速度,结果如表 2.7 所示。

表 2.7   企业卫生单位年增长量及其定基增长速度表

年度	1996	1997	1998	1999	2000	2001	2002	2003	2004
增长量(个)	327	343	611	528	666	724	1291	1541	1763
增长速度(%)		4.9	78.13	−13.58	26.14	8.71	78.31	19.36	14.41

资料来源:《中国经济普查年鉴——2004》,中国统计出版社 2006 年版。

　　从 1997 年至 2004 年的八年期间,企业卫生机构的单位数总量增长迅速,但在增长过程中不同年度增长速度不同,这种年增长速度的差异性见图 2.5。

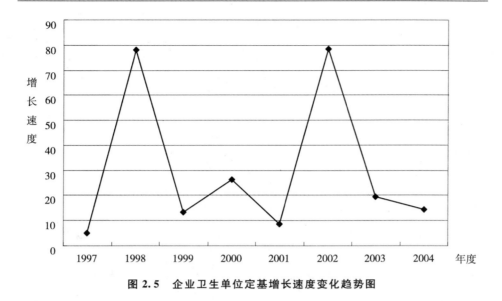

图 2.5　企业卫生单位定基增长速度变化趋势图

　　总结卫生行业单位规模发展过程,发现以下特点:卫生行业单位数供给日趋增大,发展过程又具年度特征;总量在不断增加,但增长速度却是时起时落,没有明显的规律性。随着市场经济的发展,竞争的增大,企业卫生行业的单位数规模需求会逐步加大。

2.2.2　各类卫生机构的营业状况分析

　　2.2.2.1　整体营业状态良好,各类卫生机构出现不同程度的停业、关闭和破产现象

　　2004 年中国经济普查数据显示,有些卫生单位由于经营管理方式的不妥使得经济效益较差,导致一部分企业卫生单位难以维持正常营业而出现停业(歇业)、关闭、破产和其他现象。在 14214 个企业卫生单位中,处于营业状态的有 13587 个,占 95.59%;由于各种原因导致停业(歇业)的卫生单位有 243个,占 1.71%,当年关闭的有 62 个,占 0.436%,当年破产的有 6 个,占0.042%,其他状况的还有 107 个,占 0.75%。可见,2004 年企业法人卫生单位整体营业状态良好。

　　从各类卫生机构营业状况看,各类卫生机构营业状态略有差异,各类卫生机构营业状态构成如表 2.8 所示。总结各类卫生机构营业状况,归纳出以下几个特点:一是除妇幼保健活动部门和其他卫生活动部门以外,其他卫生机构

的营业率都在90%以上,相差不大;二是2004年计划生育技术服务活动部门没有停业、关闭及破产现象,营业状态稳定;三是2004年有3个医院破产,是破产单位数最多的卫生机构;四是2004年有153个门诊医疗活动部门停业,45个门诊医疗活动部门关闭,是当年停业、关闭单位数最多的卫生机构。可见,以营利为目的的企业卫生单位在一个要求效率优先的市场竞争环境中,时刻面临停业、关闭及破产的风险。

表2.8 各类企业卫生机构营业状态统计表

单位:个

营业状态 各类卫生机构	企业法人单位数	营业	停业 （歇业）	当年 关闭	当年 破产	其他
总　计	14214	13587	243	62	6	107
医　院	2390	2252	31	4	3	28
卫生院及社区医疗活动部门	1585	1526	23	5	1	14
门诊医疗活动部门	9530	9187	153	45	2	59
计划生育技术服务活动部门	55	53				1
妇幼保健活动部门	38	33	1	2		
专科疾病防治活动部门	159	147	8	1		
疾病预防控制及防疫活动部门	102	93	2	1		1
其他卫生活动部门	355	296	25	4		4

资料来源:《中国经济普查年鉴——2004》,中国统计出版社2006年版。

2.2.2.2 国有控股企业整体营业状态良好,各类卫生机构营业状况差别较大

为能更清楚地认识各类卫生机构的营业状况,我们对各类卫生机构的国有控股企业营业状况作进一步分析。2004年普查的1069个国有控股的企业法人卫生单位中,处于营业状态的有1015个,占94.95%,处于停业(歇业)状态的有28个,占2.76%,当年关闭的有5个,占0.47%,当年破产的有3个,占0.28%,其他状况的还有11个,占1.08%。469个医院中,营业的448个,营业率为96%,停业(歇业)的9个,当年破产的3个,其他11个,其他各类卫生机构具体营业状态如表2.9所示。

表 2.9　国有控股的各类企业卫生机构营业状态统计表

单位:个

营业状态 各类卫生机构	企业法人 单位数	营业	停业 (歇业)	当年 关闭	当年 破产	其他
总　计	1069	1015	28	5	3	11
医　院	469	448	9		3	6
卫生院及社区医疗活动部门	215	207	4	2		2
门诊医疗活动部门	270	254	11	1		3
计划生育技术服务活动部门	28	28				
妇幼保健活动部门	9	8		1		
专科疾病防治活动部门	13	13				
疾病预防控制及防疫活动部门	24	22	1	1		
其他卫生活动部门	41	35	3			

资料来源:《中国经济普查年鉴——2004》,中国统计出版社 2006 年版。

　　国有控股的各类企业卫生机构营业状况差别较大。从表 2.9 可以看出,2004 年,医院是所有国有控股的企业卫生机构中唯一存在破产现象的卫生机构;卫生院及社区医疗活动部门、门诊医疗活动部门、疾病预防控制及防疫活动部门的营业率都在 90% 以上,它们都存在当年停业、关闭的现象;计划生育技术服务活动部门和专科疾病防治活动部门营业率为 100%,是所有卫生机构中营业状态最好的两类卫生机构;妇幼保健活动部门的营业率都在 90% 以下,是属于营业状况较差的卫生机构,但该部门不存在停业问题。可见,在2004 年,各类国有控股的企业卫生机构营业状况差别较大。

2.2.3　不同分组标志下各类卫生机构单位数构成分析

　　2.2.3.1　各类卫生机构的经营性质主要是内资企业,但经营性质构成各不相同

　　在 2004 年普查的 14214 个企业法人卫生单位中,内资企业有 14108 个,占 99.25%,港、澳、台商投资企业和外商投资企业分别有 31 个和 75 个,分别占 0.22% 和 0.53%,所占份额极少。在 14108 个内资企业中,国有企业有830 个,占 5.9%,集体企业 5481 个,占 38.85%,股份企业有 487 个,占3.45%,联营企业 138 个,占 1%,有限责任公司 287 个,占 2%,股份有限公司

95 个,占 0.67%,私营企业 4368 个,占 31%,其他内资企业 2422 个,占 17.2%。可见,在所有内资企业构成中,集体企业所占份额最高,股份有限公司所占份额最低。

对于各类卫生机构,医院中私营企业最多,卫生院及社区医疗活动部门和门诊部医疗活动部门中都是集体企业最多,计划生育技术活动部门中国有企业最多,妇幼保健活动部门、专科疾病防治活动部门和其他卫生活动部门中都是私营企业最多,疾病预防控制活动部门中股份合作企业最多,各类卫生机构经营性质构成如表 2.10 所示。

表 2.10 各类卫生机构的经营性质构成表

单位:个

行业中类	企业法人单位	内资企业	国有企业	集体企业	股份合作	联营	有限责任公司	股份有限公司	私营	其他内资	港、澳、台商投资企业	外商投资企业
卫生	14214	14108	830	5481	487	138	287	95	4368	2422	31	75
医院	2390	2339	401	187	195	27	149	56	1203	121	14	37
卫生院及社区医疗活动部门	1585	1578	156	587	29	20	14	9	507	256	4	3
门诊部医疗活动部门	9530	9499	186	4576	221	82	70	23	2337	2004	10	21
计划生育技术活动部门	55	55	26	20			1	1	0	4	3	
妇幼保健活动部门	38	36	7	7	3			4		15	1	1
专科疾病防治活动部门	159	156	8	8	22	1	3	2	97	8		3
疾病预防控制及防疫活动部门	102	101	20	20	32		13		27	8		1
其他卫生活动部门	355	344	26	26	50	7	33	5	178	22	2	9

资料来源:《中国经济普查年鉴——2004》,中国统计出版社 2006 年版。

2.2.3.2 80％以上的卫生单位营业收入较低,低收入组主要由门诊构成,高收入组主要由医院构成

在 2004 年普查的 14214 个企业法人卫生单位中,年营业收入在 50 万元及以下的单位数共有 11554 个,占卫生行业的 81.29％;年营业收入在 50 万～100 万元之间的单位数共有 772 个,占 5.43％;年营业收入在 100 万～500 万元之间的单位数共有 1295 个,占 9.11％;年营业收入在 500 万～1000 万元之间的单位数共有 259 个,占 1.82％;年营业收入在 1000 万～5000 万元之间的单位数共有 282 个,占 1.98％;年营业收入在 5000 万～1 亿元之间的单位数有 31 个,占 0.22％;年营业收入在 1 亿元以上的单位数有 21 个,占 0.15％,见表 2.11。从以上各营业收入组单位数构成上可以看出,企业卫生机构绝大部分营业收入水平较低。

表 2.11 按年营业收入水平分组的各类企业卫生机构数量统计表

单位:个

营业收入 各类卫生机构	企业法人单位数	50 万元及以下	50 万～100 万元	100 万～500 万元	500 万～1000 万元	1000 万～5000 万元	5000 万～1 亿元	1 亿元以上
总　计	14214	11554	772	1295	259	282	31	21
医　院	2390	806	327	785	196	229	27	20
卫生院及社区医疗活动部门	1585	1297	125	132	19	11	1	
门诊医疗活动部门	9530	8927	260	287	30	25	1	
计划生育技术服务活动部门	55	46	3	6				
妇幼保健活动部门	38	27	4	5	1			1
专科疾病防治活动部门	159	113	12	28	5		1	
疾病预防控制及防疫活动部门	102	70	13	13	1	4	1	
其他卫生活动部门	355	268	28	39	7	13		

资料来源:《中国经济普查年鉴——2004》,中国统计出版社 2006 年版。

从表 2.11 中各类企业卫生机构的营业收入状况看,整个卫生行业中营业收入在 50 万元及以下的单位主要由门诊医疗活动部门的卫生单位构成,门诊

医疗活动部门中营业收入在 50 万元及以下的单位数有 8927 个,占整个最低
收入组的 77.26％;营业收入在 50 万～100 万元之间的单位主要由医院和门
诊医疗活动部门构成,这一收入组的医院单位数有 327 个,占 42.36％,门诊
医疗活动部门有 260 个,占 33.68％;营业收入在 100 万～500 万元之间的单
位主要由医院构成,这一收入组的医院单位数有 785 个,占这一收入组的
60.6％;营业收入在 500 万～1000 万元之间的单位也主要由医院构成,有 196
个,占这一收入组的 75.68％,这一收入组不包括计划生育技术服务活动部
门;营业收入在 1000 万～5000 万元之间的卫生单位主要由医院构成,有 229
个,占 81.2％,这一收入组不包括计划生育技术服务活动部门和妇幼保健活
动部门;营业收入在 5000 万～1 亿元之间的卫生单位主要由医院构成,有 27
个,占 87％,其他还有卫生院及社区医疗活动部门 1 个,妇幼保健活动部门 1
个,专科疾病防治活动部门 1 个,疾病预防控制及防疫活动部门 1 个;营业收
入在 1 亿元以上的单位也是主要由医院构成,有 20 个,占 95％,妇幼保健活
动部门 1 个。由各营业收入组卫生单位构成分析可见,营业收入在 100 万元
以上的各收入组的主要构成都是医院,即医院是中等收入及高收入组的主要
构成机构,门诊医疗活动部门是低收入组的主要构成机构。

　　2.2.3.3　绝大部分卫生单位资产规模较低 高资产规模组主要由医院构
成,低资产规模组主要由门诊构成

　　2004 年中国经济普查数据显示,14214 个企业法人卫生单位中,资产规模
在 50 万元及以下的单位数有 10945 个,占 77％;资产规模在 50 万～100 万元
之间的单位数有 906 个,占 6.37％;资产份额在 100 万～500 万元之间的单位
数有 1448 个,占 10.19％;资产规模在 500 万～1000 万元之间的单位数有 381
个,占 2.68％;资产份额在 1000 万～5000 万元之间的单位数有 420 个,占
2.95％;资产份额在 5000 万～1 亿元之间的单位数有 67 个,占 0.47％;资产
份额在 1 亿元以上的单位数有 47 个,占 0.33％,见表 2.12。可见,企业卫生
机构的绝大部分单位资产规模较低。

　　为体现各类卫生机构不同资产规模单位数构成差异,下面再来分析各类
企业卫生机构资产分组状况。从表 2.12 中各类企业卫生机构拥有的资产状
况看,在整个卫生行业中资产规模在 50 万元及以下的单位主要由门诊医疗活
动部门构成,门诊医疗活动部门中资产规模在 50 万元及以下的单位有 8769 个,

表 2.12 按资产规模分组的各类企业卫生机构数量统计表

单位:个

各类卫生机构 \ 资产份额	企业法人单位数（个）	50万元及以下	50万~100万元	100万~500万元	500万~1000万元	1000万~5000万元	5000万~1亿元	1亿元以上
卫 生	14214	10945	906	1448	381	420	67	47
医 院	2390	532	316	808	285	350	56	43
卫生院及社区医疗活动部门	1585	1218	149	168	24	23	3	
门诊医疗活动部门	9530	8769	325	365	43	26	1	1
计划生育技术服务活动部门	55	43	5	5	1	1		
妇幼保健活动部门	38	21	6	7	2	1	1	
专科疾病防治活动部门	159	83	34	29	8	4		1
疾病预防控制及防疫活动部门	102	67	13	13	3	5	1	
其他卫生活动部门	355	212	58	53	15	10	5	2

资料来源:《中国经济普查年鉴——2004》,中国统计出版社 2006 年版。

占整个最低收入组的 80.11%;资产规模在 50 万~100 万元之间的单位主要由医院和门诊医疗活动部门构成,医院中资产规模在 50 万~100 万元之间的单位有 316 个,占这一组的 34.88%,门诊医疗活动部门单位有 325 个,占这一组的 35.87%;资产规模在 100 万~500 万元之间的单位主要由医院构成,有 808 个,占这一组的 55.8%;资产规模在 500 万~1000 万元之间的单位也主要由医院构成,有 285 个,占 74.8%;资产规模在 1000 万~5000 万元之间的单位主要由医院构成,有 350 个,占 83.3%;资产规模在 5000 万~1 亿元之间的单位主要由医院构成,有 56 个,占 83.58%,这一收入组不包括计划生育技术服务活动部门和专科疾病防治活动部门;资产规模在 1 亿元以上的卫生单位也主要由医院构成,有 43 个,占 91.49%;还有妇幼保健活动部门 1 个,门诊医疗活动部门 1 个,专科疾病防治活动部门 1 个,其他卫生活动部门 1 个。可见,高资产规模组主要由医院构成,低资产规模组主要由门诊医疗活动部门构成。

2.2.4 卫生从业人员就业状态与就业趋向分析

2.2.4.1 大部分卫生人员就业于营业单位,还有少数卫生人员有待于二

次就业

2004 年普查的所有企业法人卫生单位中,就业人员共计 25.23 万人,正常营业单位的卫生人员 24.56 万人,占 97.34%,但还有 0.67 万人的卫生人员分布在停业、关闭、破产及其他营业状态的单位。在各类卫生机构中,医院、卫生院及社区医疗活动部门、门诊医疗活动部门和其他卫生活动部门都存在或停业、或关闭、或破产的现象,这些存在或停业、或关闭、或破产的卫生机构还滞留了 0.35 万人,所以这些卫生机构的从业人员存在二次就业问题。计划生育技术服务活动部门、妇幼保健活动部门、专科疾病防治活动部门和疾病预防控制及防疫活动部门的卫生人员全部就业于正常营业状态的卫生单位。不同营业状态的卫生机构从业人员分布如表 2.13 所示。

表 2.13　不同营业状态的各类卫生机构从业人员分布表

单位:万人

行业中类	就业人数	营业	停业（歇业）	当年关闭	当年破产	其他
卫　生	25.23	24.56	0.17	0.04	0.01	0.15
医　院	17.8	17.43	0.09		0.01	0.09
卫生院及社区医疗活动部门	2.14	2.06	0.01	0.02		0.01
门诊部医疗活动部门	4.06	3.9	0.04	0.01		0.05
计划生育技术服务活动部门	0.05	0.05				
妇幼保健活动部门	0.1	0.1				
专科疾病防治活动部门	0.2	0.19				
疾病预防控制及防疫活动部门	0.22	0.21				
其他卫生活动部门	0.67	0.63	0.02			

资料来源:《中国经济普查年鉴——2004》,中国统计出版社 2006 年版。

2.2.4.2　从业人员主要集中在内资企业,各类卫生机构从业人员就业趋向不同

从卫业人员就业趋向上看,2004 年普查的 25.23 万企业卫生单位就业人员中,24.64 万人就职于内资企业,占 97.66%,0.16 万人就职于港、澳、台商

投资企业,占 0.63%,0.43 万人就职于外商投资企业,占 1.7%。可见,企业卫生人员主要就业于内资企业,其他性质的企业就业吸纳力还较差。从各类卫生机构看,17.80 万医院从业人员中,17.38 万人就职于内资企业,人员分布较多的内资企业是国有企业 7.67 万人,私营企业 5.06 万人,有限责任公司 1.74 万人,股份合作企业 1.06 万人,其他性质内资企业从业人员都不足 1 万人;港、澳、台商投资企业 0.14 万人和外商投资企业 0.28 万人,可见,医院从业人员在各种不同性质企业中的配置差异较大。总结其他各类卫生机构从业人员分布有如下特点:2.14 万卫生院及社区医疗活动的卫生人员主要分布于国有企业、集体企业和私营企业,三种性质企业的从业人员均占 25%左右;门诊部医疗活动部门的从业人员主要分布于私营企业和集体企业,从业人数都在 1 万以上;计划生育技术服务活动的从业人员共计 0.05 万,40%卫生人员集中于国有企业,40%卫生人员集中于集体企业;0.1 万妇幼保健活动部门人员中,有 60%集中于内资企业,40%分布在外商投资企业;0.2 万专科疾病防治活动部门就业人员中,私营企业从业人员占 55%,其他性质企业从业人员均较少;疾病预防控制及防疫活动部门从业人员共计 0.22 万人,73%的从业人员集中于国有企业和集体企业;对于 0.67 万其他卫生活动部门,集体企业和国有企业从业人员分别占 22.4%和 32.8%,是从业人员的主要就业趋向。不同经营性质的各类卫生机构从业人员分布如表 2.14 所示。

表 2.14   不同经营性质的各类卫生机构从业人员分布表

单位:万人

行业中类	就业人数	内资企业	国有企业	集体企业	股份合作	联营	有限责任公司	股份有限公司	私营	其他内资	港、澳、台商投资企业	外商投资企业
卫生总计	25.23	24.64	8.66	2.76	1.65	0.24	1.74	0.58	7.60	1.41	0.16	0.43
医院	17.80	17.38	7.67	0.86	1.06	0.14	1.44	0.50	5.06	0.65	0.14	0.28
卫生院及社区医疗活动部门	2.14	2.13	0.53	0.59	0.16	0.04	0.07	0.04	0.54	0.17		0.01
门诊部医疗活动部门	4.06	3.99	0.25	1	0.35	0.06	0.14	0.03	1.62	0.55	0.01	0.05

续表

行业 中类	就业 人数	内资 企业	国有 企业	集体 企业	股份 合作	联营	有限 责任 公司	股份 有限 公司	私营	其他 内资	港、澳 台商 投资 企业	外商 投资 企业
计划生育技术服务活动部门	0.05	0.05	0.02	0.02								
妇幼保健活动部门	0.10	0.06	0.03	0.01			0.01		0.02			0.04
专科疾病防治活动部门	0.20	0.19	0.01	0.03	0.03		0.01		0.11	0.01		0.01
疾病预防控制及防疫活动部门	0.22	0.22	0.07	0.09			0.02		0.03			
其他卫生活动部门	0.67	0.61	0.09	0.15	0.06	0.01	0.06	0.01	0.22	0.03		0.05

资料来源:《中国经济普查年鉴——2004》,中国统计出版社 2006 年版。

2.2.5 从业人员文化素质分析

2.2.5.1 企业卫生机构高学历卫生人员比重也较大,但高学历从业人员多集中在医院

从学历构成上看,2004 年普查的 25.23 万企业卫生单位就业人员中,具有研究生及以上学历的从业人员 0.43 万人,占整个企业卫生行业从业人员总量的 1.7%,这一比重高于整个卫生行业研究生及以上学历的从业人员所占比重的平均水平(1.27%),可见,竞争程度更为激烈的企业卫生机构对卫生人员的学历要求更高。具有本科学历的从业人员 4.45 万人,占 17.6%,具有大专学历的从业人员 7.35 万人,占 29.1%,具有高中学历的从业人员 9.94 万人,占 39.4%,具有初中及以下学历的从业人员 3.06 万人,占 12.13%。各类卫生机构不同学历人员构成状况如表 2.15 所示。

总结各类企业卫生机构从业人员学历构成特点如下:一是与其他卫生机构相比,医院集中了卫生行业中具有研究生及以上学历人员从业人员的绝大多数,其具有研究生及以上学历的人员占所有企业卫生机构研究生及以上学历人员总量的 74.4%,其他卫生机构这一学历层次的从业人员都很少,计划

表 2. 15 各类企业卫生机构不同学历从业人员构成状况表

单位:万人

行业中类	就业人数	具有研究生及以上学历人员	具有本科学历人员	具有大专学历人员	具有高中学历人员	具有初中及以下学历人员
卫　　生	25.23	0.43	4.45	7.35	9.94	3.06
医　　院	17.80	0.32	3.41	5.38	6.69	2.00
卫生院及社区医疗活动部门	2.14	0.01	0.21	0.57	1.04	0.31
门诊部医疗活动部门	4.06	0.06	0.61	1.05	1.83	0.51
计划生育技术服务活动部门	0.05		0.01	0.01	0.02	
妇幼保健活动部门	0.10		0.03	0.03	0.03	0.01
专科疾病防治活动部门	0.20	0.01	0.03	0.06	0.07	0.03
疾病预防控制及防疫活动部门	0.22	0.01	0.04	0.06	0.06	0.04
其他卫生活动部门	0.67	0.02	0.12	0.18	0.19	0.16

资料来源:《中国经济普查年鉴——2004》,中国统计出版社 2006 年版。

生育技术服务活动部门和妇幼保健活动部门没有研究生及以上学历人员;二是从绝对量上,各类卫生机构中具有研究生及以上学历的从业人员都不多;三是除卫生院及社区医疗活动部门外,其他各类卫生机构中具有大专及以上学历层次的卫生人员所占比重都在 40% 以上,不论从整体上,还是从各类卫生机构来看,这一比重都不算低,妇幼保健活动部门的这一比重最大,达到60%,可见,企业卫生机构高学历卫生人员所占比重也较大。

2.2.5.2　企业卫生行业从业人员专业技术水平低于整个卫生行业的平均水平

从职称构成来看,2004 年普查的 25.23 万卫生行业从业人员中,具有高级技术职称的人员有 1.99 万人,占从业人员的 7.9%,高于整个卫生行业的平均水平;具有中级技术职称的人员有 5.23 万人,占从业人员的 20.73%;具有初级技术职称的人员有 7.89 万人,占从业人员的 31.27%,低于整个卫生行业平均水平。可见,近 60% 的从业人员具有专业技术职称,这反映出企业卫生行业从业人员专业技术水平不算低,但低于整个卫生行业的平均水平。

　　从各类卫生机构从业人员技术职称构成看,计划生育技术服务活动部门和妇幼保健活动部门从业人员都不具有高级技术职称,其他卫生机构都具有不同职称构成比的各级技术人员。各类卫生机构从业人员技术职称构成如表2.16所示。

表 2.16　各类企业卫生机构不同职称从业人员构成状况表

单位:万人

行业中类	就业人数	具有高级技术职称人员	具有中级技术职称人员	具有初级技术职称人员
卫　　生	25.23	1.99	5.23	7.89
医　　院	17.80	1.55	3.99	6.08
卫生院及社区医疗活动部门	2.14	0.09	0.33	0.65
门诊部医疗活动部门	4.06	0.28	0.72	0.91
计划生育技术服务活动部门	0.05		0.01	0.02
妇幼保健活动部门	0.10		0.01	0.02
专科疾病防治活动部门	0.20	0.02	0.02	0.04
疾病预防控制及防疫活动部门	0.22	0.02	0.06	0.07
其他卫生活动部门	0.67	0.04	0.09	0.10

资料来源:《中国经济普查年鉴——2004》,中国统计出版社 2006 年版。

2.2.6　各类卫生机构财务指标分析

　　在西方福利水平较高的国家,医疗卫生基本上是一项提供公民健康保障、分散疾病所带来的社会风险的公共服务。在中国,医疗服务本来也是一项社会公共服务,但在改革过程中,国家为了摆脱过于沉重的财政负担,采用了把医疗单位推向市场的改革方向,由全额拨款改为以自收自支为主的经营模式,使卫生单位尤其是企业卫生单位不可避免地走上追求利润最大化的道路。企业卫生单位年营业收入、拥有的资产份额、获利能力和获利水平形成衡量企业经营状况的关键性指标,下面我们对这些指标进行详细分析。

　　2.2.6.1　其他服务业企业卫生机构营业收入状况的比较与分析

　　A. 医院营业收入构成了企业卫生行业营业收入的主要部分

　　营业收入作为衡量企业经营状况的重要指标,由于各类卫生机构规模差距较大,所以各类卫生机构营业收入对整个企业卫生行业营业收入的贡献不一。2004 年中国经济普查数据显示,其他服务业企业卫生单位全年营业收入共计 286.06 亿元,其中医院营业收入 208.10 亿元,占所有企业卫生单位营业收入的 72.7%,成为企业卫生单位收入增长的主要贡献者。营业收入较高的卫生机构还有门诊医疗活动部门,其营业收入为 44.42 亿元,占整个企业卫生行业营业收入的 15.5%;卫生院及社区医疗活动部门营业收入为 19.27 亿元,占 6.74%;其他医疗卫生机构营业收入所占整个企业卫生行业营业收入的份额都很少。

通过对上述不同类别企业卫生机构营业收入的分析可知,医院营业收入在整个卫生行业营业收入中所占份额最大,是企业卫生单位收入构成的主要贡献力量;相比之下,大众卫生需求较多的卫生院及社区医疗活动部门和门诊医疗活动部门的收入则少得多,尤其是卫生院及社区医疗活动部门的营业收入不到医院营业收入的 1/10,也不到门诊医疗活动部门营业收入的一半;剩余其他卫生机构收入则更少。导致医院比其他卫生机构收入要多的原因是多方面的,主要原因在于不少医院为带动患者的求诊需求,日渐形成了一套以供方为导向,以高层次厚配置为目标的医疗模式,其先进的医疗设备、占有绝对优势的卫生资源、医患之间的信任关系吸引人们到大医院去就医,形成了大小病都去医院看专家的风气。尽管县及县以上医院价格相对较高,但其舒适的就医环境外加安全感,必然使大医院成为居民尤其是现代都市人看病的首选,而级别较低的卫生院及其他卫生机构自然就门庭冷落,需求较少。

B. 不同所有制形式企业卫生机构的营业收入差距较大

从不同所有制形式的企业卫生机构营业收入上看,2004 年普查的不同所有制形式的企业卫生单位的全年营业收入共计 186.36 亿元,其中内资企业营业收入为 174.10 亿元,占全年营业收入的 93.42%。在内资企业中,国有企业及私营企业对内资企业收入的贡献较大,营业收入分别为 73.92 亿元和 46.06 亿元;其他所有制形式的内资企业的营业收入分别是有限责任公司 16.12 亿元、股份合作公司 11.11 亿元、股份有限公司 3.24 亿元、其他内资企业 8.2 亿元、联营企业 1.36 亿元。港、澳、台商投资企业及外商投资企业营业收入均较少,分别为 1.93 亿元和 10.33 亿元。不同所有制形式的企业营业收入对各类卫生机构营业收入的贡献如表 2.17 所示。

表 2.17　按企业类别、所有制类型分组的全年营业收入统计表

单位:亿元

所有制形式 卫生机构	全年营业收入	内资企业								港、澳、台商投资企业	外商投资企业
		合计	国有企业	股份合作	联营	有限责任公司	股份有限公司	私营	其他内资		
卫　生	186.36	174.1	73.92	11.11	1.36	16.12	3.24	46.06	8.12	1.93	10.33
医　院	146.35	139.5	68.37	7.17	0.87	13.78	2.91	33.90	5.41	1.51	5.34
卫生院及社区医疗活动部门	8.73	8.68	1.89	1.06	0.11	0.20	0.05	2.12	0.69	0.01	0.04
门诊医疗活动部门	19.90	17.81	1.17	2.38	0.30	1.18	0.17	7.83	1.71	0.39	1.70
计划生育技术服务活动部门	0.17	0.17	0.06					0.01			
妇幼保健活动部门	1.90	0.23	0.06			0.01		0.03			1.67
专科疾病防治活动部门	1.86	1.76	0.64	0.25		0.14	0.05	0.55	0.03		0.10
疾病预防控制及防疫活动部门	2.08	2.08	1.19	0.01		0.16		0.08			
其他卫生活动部门	5.38	3.87	0.54	0.24	0.07	0.64	0.07	1.54	0.28	0.02	1.50

资料来源:《中国经济普查年鉴——2004》,中国统计出版社 2006 手版。

　　总结不同所有制形式企业营业收入对各类卫生机构营业收入贡献的特点可得:医院中各种所有制形式企业对医院收入的贡献率与整个卫生行业相似;卫生院及社区医疗活动部门中国有企业、股份合作企业及私营企业的营业收入都在 1 亿元以上,对内资企业收入的贡献较大;门诊医疗活动部门中私营企业营业收入为 7.83 亿,占门诊医疗活动部门营业收入的 43.96%,对门诊医疗活动部门收入的贡献最大;计划生育技术服务活动部门和疾病预防控制及防疫活动部门营业收入中内资企业的贡献率为 100%;妇幼保健活动部门营业收入中外商投资企业的营业收入为 1.67 亿元,对妇幼保健活动部门的贡献率为 87.9%,比其他卫生机构中外商投资企业的贡献率都要大;专科疾病防治活动部门营业收入中国有企业和私营企业的贡献率最大,且无港、澳、台商投资企业;其他卫生活动中营业收入最多的是私营企业,营业收入 1.54 亿元,占内资企业营业收入的 39.79%,其次,外商投资企业营业收入 1.5 亿元,对全年营业收入的贡献率为 27.88%,贡献较大,其他所有制形式企业的营业收入都较少。

2.2.6.2 企业卫生单位拥有资产规模状况的分析

A. 不同所有制形式企业卫生单位拥有资产份额的差距较大

资产份额作为衡量各卫生单位发展规模和竞争实力的重要指标,不同所有制形式的企业资产份额占所有企业卫生单位资产份额的比重不同,各类卫生机构的不同所有制形式企业资产份额构成也不一样。2004 年普查的企业卫生单位资产总额共计 322.62 亿元,其中内资企业资产份额为 286.4 亿元,占所有企业卫生单位的 88.77%。在内资企业中,国有企业及私营企业拥有资产较多,资产份额分别为 108.25 亿元和 88.46 亿元;其他所有制形式内资企业拥有的资产份额分别是:有限责任公司 34.26 亿元,股份合作公司 15.7 亿元,股份有限公司 11.36 亿元,其他内资企业 9.4 亿元,联营企业 1.79 亿元。港、澳、台商投资企业及外商投资企业拥有的资产份额均较少,分别为 8.62 亿元和 27.59 亿元。整个卫生行业及各类卫生机构不同所有制形式企业拥有资产状况如表 2.18 所示。

表 2.18 按企业类别、所有制类型分组的全年资产状况统计表

单位:亿元

所有制形式 / 卫生机构	资产份额	内资企业								港、澳、台商投资企业	外商投资企业
		合计	国有企业	股份合作	联营	有限责任公司	股份有限公司	私营	其他内资		
总 计	322.62	286.40	108.25	15.70	1.79	34.26	11.36	88.46	9.40	8.62	27.59
医 院	262.97	232.35	98.75	11.66	1.13	24.96	10.39	69.57	6.86	8.04	22.58
卫生院及社区医疗活动部门	13.49	13.36	2.89	1.41	0.21	0.46	0.46	4.17	0.70	0.05	0.07
门诊医疗活动部门	24.97	22.72	1.82	1.91	0.37	3.47	0.40	10.59	1.57	0.47	1.78

续表

所有制形式 / 卫生机构	资产份额	内资企业								港、澳、台商投资企业	外商投资企业
		合计	国有企业	股份合作	联营	有限责任公司	股份有限公司	私营	其他内资		
计划生育技术服务活动部门	0.66	0.66	0.13					0.01			
妇幼保健活动部门	1.46	0.55	0.07	0.01		0.22		0.08			0.92
专科疾病防治活动部门	4.01	3.91	1.97	0.32		0.23	0.01	1.06	0.04		0.11
疾病预防控制及防疫活动部门	2.62	2.62	1.54	0.01		0.34		0.16	0.02		
其他卫生活动部门	12.43	10.24	1.09	0.39	0.08	4.57	0.11	2.81	0.22	0.05	2.14

资料来源:《中国经济普查年鉴——2004》,中国统计出版社 2006 年版。

B. 各类卫生机构中不同所有制形式企业拥有资产份额的差异也较大

对比各类卫生机构中不同所有制形式企业拥有资产状况可得:医院和卫生院及社区医疗活动部门各种所有制形式企业资产结构与整个卫生行业相似,平均每所医院资产为 0.11 亿元,平均每所卫生院资产为 0.0085 亿元;门诊医疗活动部门资产共计 24.97 亿元,平均每所门诊资产为 0.0026 亿元,其内资企业中私营企业和有限责任公司的资产比国有企业资产多,私营企业资产为 10.59 亿元,是国有企业资产的 5.8 倍,其他所有制形式企业资产规模都不大;计划生育技术服务活动部门是拥有资产最少的卫生机构,只有 0.66 亿元,平均每所计划生育技术服务活动部门资产为 0.012 亿元,且只有内资企业,无港、澳、台商投资和外商投资性质的企业;妇幼保健活动部门资产共计 1.46 亿元,平均每所妇幼保健活动部门资产为 0.038 亿元,港、澳、台商投资企业和外商投资企业的资产为 0.92 亿元,比内资企业的资产要多;专科疾病防治活动部门资产为 4.01 亿元,平均每所专科疾病防治活动部门资产为 0.025 亿元,其内资企业中国有企业资产占 49.3%,私营企业占 26.43%,其他所有制形式企业资产所占份额都很少;疾病预防控制及防疫活动部门资产为 2.62 亿元,平均每所疾病预防控制及防疫活动部门资产为 0.026 亿元,且无港、澳、台商和外资企业,其内资企业中国有企业资产占 58.8%,其他所有制形式内资企业资产所占份额都较少;其他卫生活动部门资产为 12.43 亿元,平均每个卫生单位资产为 0.035 亿元,其内资企业资产为 10.24 亿元,其中,有限责任公司资产最多,为 4.57 亿元,占 36.77%,比重较大,资产份额较大的还有私营企业和外商投资企业。可见,各类卫生机构不同所有制形式企业资产结构不同,拥有资产最多的卫生机构是医院,且平均每所医院资产也是最多的;资产规模最小的卫生机构是计划生育技术服务活动部门;平均每所门诊资产规模最小。

2.2.6.3   其他服务业企业卫生机构获利能力和获利水平分析

2004 年经济普查数据显示,其他服务业企业卫生单位全年的资产合计为 476.58 亿元,实收资本为 263.04 亿元,全年营业收入为 286.06 亿元,主营业务收入为 280.01 亿元,营业利润为 16.75 亿元,利润总额为 11.20 亿元。为进一步反映其他服务业务企业中各类卫生机构的获利能力及获利水平,我们分别选择了资本金利润率指标和营业利润率指标,其中,资本金利润率指标反映投资者投入企业的资本金获利能力,营业利润率衡量企业营业收入的获利水平,见表 2.19。

表 2.19   各类企业卫生单位获利能力及获利水平比较表

单位:%

指标	指标公式	医院	卫生院及社区医疗部门	门诊医疗活动部门	计划生育技术服务活动部门	妇幼保健活动部门	专科疾病防治活动部门	疾病预防控制及防疫活动部门	其他卫生活动部门
资本金利润率	利润总额/实收资本	1.35	10.81	10.44	18.18	10.75	7.34	20.80	8.91
营业利润率	营业利润/营业收入	2.31	18.16	15.42	26.09	6.25	18.60	12.5	9.38

资料来源:由《中国经济普查年鉴——2004》中的数据计算而得。

从表 2.19 中可以看出,疾病控制及防疫部门的资本金利润率最高,说明了公共预防及防疫部门利用资本金获利的能力最强,由此也反映了走向市场化的卫生预防及防疫部门主要以营利为目标;计划生育技术活动部门的获利水平及获利能力都很强,其营业收入中利润占 26.09%,营业利润率是所有卫生机构部门中最高的,获利水平较高;而医院资本金利润率及营业利润率是所有卫生机构中最低的,虽然其资本金总额及营业收入在所有医疗卫生机构中是最高的,但其获利能力和获利水平较差。

2.3 事业法人卫生单位现状与特点的全面分析

2.3.1 各类卫生机构规模及构成分析

从总体上看,在本次普查的 100955 个企业与事业法人卫生单位中,事业法人卫生单位数 86741 个,占 85.9%,企业法人卫生单位数 14214 个,占 14.1%,事业法人卫生单位数是企业法人卫生单位数的 6.1 倍。可见,事业法人卫生单位的规模要远远大于企业法人卫生单位。

2.3.1.1 各类卫生机构中,卫生院及社区医疗活动部门的单位数规模最大

为进一步分析各类卫生机构的发展规模,下面再来分析各类卫生机构单位数构成。在 86741 个行政事业卫生单位中,卫生院及社区医疗活动部门单位数 39059 个,占 45%,是单位数构成比重最大的卫生机构;其次是医院 13524 个,占 15.59%;计划生育技术服务活动部门单位数 12460 个,占 14.36%,比重相对较大;门诊医疗活动部门单位数 10341 个,占 11.9%;疾病预防控制及防疫活动部门单位数 4942 个,占 5.7%;妇幼保健活动部门单位数 2809 个,占 3.24%;其他卫生部门单位数 2235 个,占 2.58%;专科疾病防治活动部门单位数 1371 个,占 1.28%。各类卫生机构单位数构成如表 2.20 所示。

表 2.20 各类卫生机构企事业法人单位数及所占比重对比表

各类卫生机构	事业法人卫生单位			企业法人卫生单位		
	总量(个)	比重(%)	排序	总量(个)	比重(%)	排序
总　计	86741	100		14214	100	
医　院	13524	15.59	2	2390	16.81	2
卫生院及社区医疗活动部门	39059	45.03	1	1585	11.15	3
门诊医疗活动部门	10341	11.92	4	9530	67.05	1
计划生育技术服务活动部门	12460	14.36	3	55	0.39	7

续表

各类卫生机构	事业法人卫生单位			企业法人卫生单位		
	总量(个)	比重(%)	排序	总量(个)	比重(%)	排序
妇幼保健活动部门	2809	3.24	6	38	0.27	8
专科疾病防治活动部门	1371	1.58	8	159	1.11	5
疾病预防控制及防疫活动部门	4942	5.7	5	102	0.72	6
其他卫生活动部门	2235	2.58	7	355	2.5	4

注:排序结果按递减顺序。

资料来源:《中国经济普查年鉴——2004》,中国统计出版社 2006 年版。

2.3.1.2 企事业法人卫生机构建设的比较

归纳企事业法人卫生单位构成的特点发现:第一,事业法人卫生单位数规模是企业法人卫生单位数规模的 6 倍多;第二,政府与企业投资建设的侧重点不同,政府重在卫生院及社区医疗活动部门和医院的建设,而企业重在门诊医疗活动部门的发展,该特点可以从表 2.20 中各类卫生机构在企业与事业单位中所占比重的排序中看出;第三,不论在事业法人卫生单位还是在企业法人卫生单位中,疾病防疫和防治部门单位数所占比重都较少,政府和企业尤其是政府还应加大疾病防疫和防治部门投资建设的力度。

2.3.2 人力资源配置状况分析

2.3.2.1 卫生行业从业人员主要集中在事业法人卫生单位

事业法人卫生单位与企业法人卫生单位从业人员共计 494.36 万人,其中事业法人卫生单位从业人员 469.13 万人,占 94.9%,我国卫生人员主要就业于事业法人卫生单位。占机构总量 85.9% 的事业法人卫生单位集中了 94.9% 的卫生从业人员,体现了卫生行业单位数发展规模与资源配置的失调。事业法人卫生单位从业人员相对丰富与我国传统收入分配体制有关,因为中国的行政事业单位基本由财政负担,工资福利相对企业更有保障,对于绝大多数传统上具有求稳思想情结的劳动从业人员来说具有一定吸引力,这必然带来事业与企业法人卫生单位从业人员配置的不均衡,甚至造成事业法人卫生单位从业人员的浪费。

2.3.2.2 每所医院从业人员较多,其他所有卫生机构中每个单位从业人员不超过百人

在各类卫生机构中,医院从业人员 286.79 万人,占 58%,每所医院平均

212 人,是卫生人员的主要就业趋向;卫生院及社区门诊活动部门从业人员 113.56 万人,占 24.21%,单位数占 45% 的卫生院及社区门诊活动部门仅集中了 24.21% 的就业人员,平均每个卫生院或社区门诊活动单位 29 个人,可见,我国卫生院的人员规模并不大;门诊部医疗活动部门 7.89 万人,占 1.68%;计划生育技术活动部门 12.06 万人,占 2.57%;妇幼保健活动部门 15.8 万人,占 3.37%,专科疾病防治部门 5.59 万人,占 1.19%;疾病防治控制部门 21.43 万人,占 4.57%;其他卫生活动部门 5.99 万人,占 1.28%。除医院外,其他类卫生机构中每个单位卫生人员都不过百人。

2.3.2.3　卫生行业中的女性就业比是所有服务行业中最高的

为体现卫生行业从业人员中女性对卫生行业发展的贡献,我们对表 2.21 中的 15 个服务行业女性就业构成进行对比分析。从表 2.21 可以看出,卫生行业女性从业人员为 273.78 万人,占整个卫生行业从业人员的 58.36%,是所有服务行业中女性就业比重最大的行业,这说明女性是卫生行业发展的主要贡献力量,这是因为卫生行业中护士占了相当大的比重,而护士全是女性。

表 2.21　不同行业事业单位从业人员女性构成对比表

行业分类	从业人数(万人)	女性(万人)	比重(%)	排序
交通运输、仓储和邮政业	44.67	12.83	28.72	15
信息传输、计算机服务和软件业	7.62	2.4	31.5	13
批发和零售业	0.04	0.02	50	4
住宿和餐饮业	3.26	1.72	52.76	3
金融业	3.4	1.08	31.76	12
房地产业	6.96	2.66	38.22	8
租赁和商务服务业	50.06	17.02	34	10
科学研究、技术服务和地质勘查业	156.9	48.72	31.05	14
水利、环境和公共设施管理业	143.31	57.43	40.07	7
居民服务和其他服务业	11.61	4.1	35.31	9
教　育	1384.43	665.96	48.1	5
卫生、社会保障和社会福利业	489.36	283.28	57.89	2
卫　生	469.13	273.78	58.36	1
文化、体育和娱乐业	92.52	37.42	40.45	6
公共管理和社会组织	319.76	105.11	32.87	11

资料来源:《中国经济普查年鉴——2004》,中国统计出版社 2006 年版。

2.3.3 从业人员文化素质分析

2.3.3.1 从业人员学历层次较高,但高学历从业人员多集中在医院

A.各类卫生机构高学历人员所占比重差距较大

据 2004 年经济普查数据显示,在 469.13 万事业法人卫生单位从业人员中,具有研究生及以上学历从业人员 6.04 万人,占 1.29%;具有本科或专科学历的卫生人员 187.66 万人,占 40%;高中及以下学历卫生人员 275.42 万人,占 58.71%,形成卫生从业队伍的主力军。各类卫生机构从业人员学历构成如表 2.22 所示。

表 2.22 各类企业卫生机构不同学历从业人员构成状况表

单位:万人

行业中类	就业人数	具有研究生及以上学历人员	具有本科学历人员	具有大专学历人员	具有高中学历人员	具有初中及以下学历人员
卫 生	469.13	6.04	62.34	125.32	216.92	58.50
医 院	286.79	5.50	51.14	79.83	116.38	33.93
卫生院及社区医疗活动部门	113.58	0.09	3.78	23.71	67.67	18.33
门诊部医疗活动部门	7.89	0.05	0.65	1.88	4.16	1.14
计划生育技术服务活动部门	12.06	0.02	0.74	4.42	6.13	0.74
妇幼保健活动部门	15.80	0.06	1.68	5.10	7.86	1.10
专科疾病防治活动部门	5.59	0.05	0.66	1.62	2.65	0.61
疾病预防控制及防疫活动部门	21.43	0.20	2.73	6.82	9.74	1.93
其他卫生活动部门	5.99	0.07	0.95	1.94	2.31	0.72

资料来源:《中国经济普查年鉴——2004》,中国统计出版社 2006 年版。

总结各类卫生机构从业人员学历构成具有以下特点:一是具有大专及以上学历层次的卫生人员比重不算低。在 469.13 万事业法人卫生单位从业人员中,具有大专及以上学历层次的卫生人员有 193.7 万人,所占比重在 40%以上,不论从绝对量上,还是从相对量上,事业法人卫生单位中具有大专及以上学历层次的卫生人员不算少。二是与其他卫生机构相比,医院集中了卫生行业具有研究生及以上学历从业人员的绝大多数,其研究生及以上学历从业人员占所有卫生机构研究生及以上学历从业人员的 90%,其他卫生机构中这一学历的从业人员都很少。医院是高学历卫生人员的集中地,中国传统的就

业观念及医院在医疗卫生机构中的地位决定了高学历人员的就业趋向。三是
卫生院及社区医疗活动部门的学历层次偏低。卫生院及社区医疗活动部门中
具有大专及以上学历层次的卫生人员仅占其从业人员的 24.5％,在所有卫生
机构中,这一比重最低。在我国,一直以来,由于政府及有关部门对社区卫生
服务的发展认识不足,社区医疗机构服务经费短缺,社区医院、卫生站医疗设
备不足,提供的服务项目比较少等原因,就医人员较少,经营惨淡,卫生人员待
遇较差,也就吸引不来太多较高学历卫生人员。四是所有卫生机构中研究生
及以上学历从业人员所占本机构的比重都较低。医院作为居民就诊和信任的
主要卫生机构,首先应利用其在卫生部门的地位,多引进高学历卫生人员,进
一步提升高学历人员的比例,提高其从业人员尤其是卫生技术人员的学历
层次。

B. 企事业法人卫生单位从业人员学历结构的比较

由企事业法人卫生单位从业人员学历构成的比较不难发现以下问题:事
业法人卫生单位中具有研究生及以上学历的卫生人员占企事业法人卫生单位
中研究生及以上学历的卫生人员总量的 93.35％,可见,高学历卫生人员多集
中于事业法人卫生单位;不论从绝对量上,还是从相对量上,具有研究生及以
上学历的卫生人员在事业法人卫生单位与企业法人卫生单位中的比重都较
低,但企业法人卫生单位中具有研究生及以上学历人员的比重高于事业法人
卫生单位的这一比重;企事业法人卫生单位中具有高中及以下学历的从业人
员比重都占到了 50％以上,这一比重较高。

2.3.3.2　从业人员技术职称构成分析

A. 事业卫生机构中,70％以上的卫生人员具有技术职称

据 2004 年经济普查数据显示,在 469.13 万事业卫生机构就业人员中,
具有高级技术职称的卫生人员有 27.33 万人,占 5.8％,具有中级技术职称
的卫生人员有 105.68 万人,占 22.53％,具有初级技术职称的卫生人员有
204.49 万人,占 43.59％,具有职称的卫生人员占了近 72％。在各类卫生
机构中,医院、妇幼保健活动部门和专科疾病防治部门具有技术职称的卫生
人员所占比重都在 70％以上,计划生育技术服务活动部门具有职称的卫生
人员所占比重最低,只有 41％,各类卫生机构的职称构成如表 2.23
所示。

表 2.23 各类事业卫生机构从业人员技术职称构成状况表

单位:万人

行业中类	就业人数	具有高级技术职称的人员	具有中级技术职称的人员	具有初级技术职称的人员
卫　　生	469.13	27.33	105.68	204.49
医　　院	286.79	22.72	75.15	119.26
卫生院及社区医疗活动部门	113.58	1.34	14.70	59.59
门诊部医疗活动部门	7.89	0.32	1.37	3.01
计划生育技术服务活动部门	12.06	0.25	1.63	3.14
妇幼保健活动部门	15.80	0.74	4.43	7.00
专科疾病防治活动部门	5.59	0.31	1.37	2.31
疾病预防控制及防疫活动部门	21.43	1.31	5.78	8.30
其他卫生活动部门	5.99	0.36	1.25	1.88

资料来源:《中国经济普查年鉴——2004》,中国统计出版社 2006 年版。

B.事业卫生单位从业人员的技术职称结构不同于企业法人卫生单位

据 2004 年经济普查数据显示,与企业法人卫生单位相比,事业法人卫生单位中具有中级技术职称的、具有初级技术职称的从业人员比重都比企业法人卫生单位多,但企业法人卫生单位具有高级职称的从业人员比重比事业法人卫生单位多。各类卫生机构企业法人卫生单位与事业法人卫生单位技术职称构成如表 2.24 所示。总结不同类别企事业卫生机构技术职称结构特点如下:在企业法人卫生单位中,具有高级技术职称的从业人员所占比重较大的卫生机构有医院、门诊医疗活动部门和卫生院及社区医疗活动部门,而在事业法人卫生单位中,具有高级技术职称的从业人员所占比重较大的卫生机构有医院、疾病预防控制及防疫活动部门、专科疾病防治活动部门和其他卫生活动部门,不论在事业法人卫生单位还是企业法人卫生单位,高级技术职称的从业人员比重最大的卫生机构都是医院;在企业法人卫生单位中,具有中级技术职称的从业人员所占比重最大的卫生机构是疾病预防控制及防疫活动部门,在事业法人卫生单位中,具有中级技术职称的从业人员所占比重最大的卫生机构是妇幼保健活动部门;在企业法人卫生单位中,具有初级技术职称从业人员所占比重最大的卫生机构是医院,在事业法人卫生单位中,具有初级技术职称从业人员所占比重最大的卫生机构是卫生院及社区医疗活动部门。可见,企业法人卫生单位与事业法人卫生单位从业人员职称构成并不一致。

表 2.24 各类企事业法人卫生机构从业人员技术职称结构表

单位:%

各类卫生机构 \ 技术职称	高级技术职称		中级技术职称		初级技术职称	
	企业	事业	企业	事业	企业	事业
卫 生	7.89	5.83	20.7	22.53	31.3	43.59
医 院	8.71	7.92	22.4	26.2	34.2	41.58
卫生院及社区医疗活动部门	4.21	1.18	15.4	12.94	30.4	52.47
门诊医疗活动部门	6.9	4.06	17.7	17.36	22.4	38.15
计划生育技术服务活动部门	0.05	2.07	20	13.52	40	26.04
妇幼保健活动部门	0.1	4.68	10	28.04	20	44.3
专科疾病防治活动部门	0.2	5.55	10	24.51	20	41.32
疾病预防控制及防疫活动部门	0.22	6.11	27.3	26.97	31.8	38.73
其他卫生活动部门	0.67	6.01	13.4	20.87	14.9	31.39

资料来源:《中国经济普查年鉴——2004》,中国统计出版社 2006 年版。

2.3.4 政府对行政事业卫生单位的财政支出透视

据 2004 年经济普查数据显示,2004 年年末事业卫生单位资产共计 6447.81 亿元,年收入 4257.17 亿元,年支出 4084.94 亿元,收支节余 217.27 亿元。事业卫生单位收入来源于财政拨款、上级补助收入、事业收入及经营收入,其中事业收入是事业卫生单位收入的主要来源。2004 年政府卫生财政拨款 436.05 亿元,占所有事业法人卫生单位年收入的 10.24%。政府预算卫生支出作为卫生行业收入的重要来源,对各个类别卫生机构发展具有重要影响。将各类卫生机构财政拨款占国家卫生财政拨款的比重作对比,体现国家对各类卫生机构发展的重视程度;通过政府卫生支出总额占财政支出总额和 GDP 总额比重的国际比较,体现中国政府对卫生领域投入给予的重视程度。

2.3.4.1 国家财政拨款偏向高端卫生机构

政府卫生财政拨款作为卫生行业收入的重要组成部分,对卫生行业发展具有重要的影响。由 2004 年经济普查提供数据可知,2004 年政府对卫生行业财政拨款占所有行政事业单位财政拨款的 3.36%,与其他行业相比,政府对卫生行业财政拨款的比重处于中上位置,但所占份额并不大。

2004 年政府卫生财政拨款共计 436.05 亿元,其在各类卫生机构中的配置对各类卫生机构的发展具有重要影响。2004 年政府对医院的财政拨款为 249.14 亿元,占卫生财政拨款总额的 57.14%;对卫生院及社区医疗活动部门财政拨款为 57.13 亿元,占卫生财政拨款总额的 13.10%;对门诊医疗活动部门财政拨款为 4.26 亿元,占卫生财政拨款总额的 0.98%;对计划生育技术服务活动部门财政拨款为 21.24 亿元,占卫生财政拨款总额的 4.87%;对妇幼保健活动部门财政拨款为 18.65 亿元,占卫生财政拨款总额的 4.28%;对专科疾病防治活动部门财政拨款为 12.18 亿元,占卫生财政拨款总额的 2.79%;对疾病预防控制及防疫部门财政拨款为 58.97 亿元,占卫生财政拨款总额的 13.52%;对其他卫生活动部门财政拨款为 14.48 亿元,占卫生财政拨款总额的 3.32%。政府财政拨款在各类卫生机构中的配置见表 2.25。由各类卫生机构政府财政拨款构成可见,国家最重视的还是医院卫生建设,对于公共卫生及防疫保健部门投入的重视程度不够。而按照福利经济学原理与中国实情,更需要国家财政支援的恰恰是一些公共卫生及防疫部门。国家及各级地方政府应重新审视卫生财政拨款配置问题。

表 2.25 各类卫生机构政府财政拨款构成表

各类卫生机构	财政拨款(亿元)	财政拨款占卫生总拨款比(%)
卫 生	436.05	100
医 院	249.14	57.14
卫生院及社区医疗活动部门	57.13	13.10
门诊医疗活动部门	4.26	0.98
计划生育技术服务活动部门	21.24	4.87
妇幼保健活动部门	18.65	4.28
专科疾病防治活动部门	12.18	2.79
疾病预防控制及防疫活动部门	58.97	13.52
其他卫生活动部门	14.48	3.32

资料来源:《中国经济普查年鉴——2004》,中国统计出版社 2006 年版。

2.3.4.2　政府卫生支出水平及其公平性探讨

A.政府卫生支出的绝对和相对水平都不高

新中国成立以后至改革开放初期,中国总体的卫生投入以及政府的卫生投入还处于一个比较低的水平,政府在城镇部门和农村部门的制度安排一定程度上弥补了卫生部门绝对投入的不足。政府通过统一规划和大量投入,形成了包括医疗、预防、保健、康复、教学、科研等在内的戒乡医疗卫生服务体系。在城镇地区,公费医疗和劳保医疗制度基本上覆盖了所有的劳动者;在农村地区,合作医疗制度逐步普及,农村集预防、保健和治疗于一体的三级医疗服务网的建立,也实现了广泛的覆盖水平。这些制度安排使中国的医疗卫生事业取得了长足的进步,并保证了基本的卫生服务公平性。在承认这些巨大成就的同时,我们也要看到,受资源投入的限制,医疗卫生体系所能够提供的服务无论是在数量、质量,还是在种类上,都处于较低的水平。事实上,自 20 世纪 80 年代开始的医疗改革中,国家为了摆脱过于沉重的财政负担,采用了把医疗卫生单位推向市场的改革方向,卫生费用来源逐渐由政府和社会支付为主转变到居民支付为主,这种支付方式的转变必然约束居民的卫生需求。与国外对比,中国政府公共卫生支出也都处于较低的水平。

改革开放后,随着经济发展水平的逐步提高,对卫生服务的需求也逐渐增加,与此相对应,从绝对水平上看,中国政府对卫生的支出总体上呈逐年增加的趋势。1979~2004 年,中国政府财政预算内对卫生的名义支出总量从 40.6 亿元增长到 1293.6 亿元,26 年间增长约 31 倍,平均每年的名义增长率为 14.8%。但是,剔除通货膨胀的影响之后,2004 年比 1979 年实际增长约 7 倍,实际增长率为 8.2%,要低于经济增长的平均水平,见表 2.26。

但是,如果从政府卫生支出的相对水平来看,20 世纪 80 年代初期以来政府卫生支出的增长是相当有限的。表 2.25 描述了改革开放以来中国政府卫生支出总额占财政支出总额和 GDP 总额的比重。我们可以发现,在 1981~1998 年间,政府卫生支出占财政总支出的比重一直在 5.0% 和 6.0% 左右徘徊,在 1992~2002 年间,这一比值在总体上处于下降的态势,直到 2003 年 SARS 爆发后,政府积极增加卫生投入,才使这一趋势得以扭转。

从政府卫生支出占 GDP 的比重来看,1983~1995 年期间,除了中间少数年份之外,这一比值一直处于下降的态势,于在 1995 年达到历史最低水平(0.66%)。

表 2.26　中国政府对卫生支出的变化趋势

年份	总量（亿元）	通货膨胀调整后（亿元）	占财政总支出（%）	占 GDP（%）	年份	总量（亿元）	通货膨胀调整后（亿元）	占财政总支出（%）	占 GDP（%）
1979	40.6	40.6	3.17	1.01	1992	228.6	97.8	6.11	0.86
1980	51.9	48.3	4.22	1.15	1993	272.1	101.4	5.86	0.97
1981	59.7	54.1	5.24	1.23	1994	342.3	102.8	5.91	0.73
1982	69.0	61.4	5.61	1.30	1995	387.3	99.4	5.68	0.66
1983	77.6	67.1	5.51	1.31	1996	461.6	109.4	5.82	0.68
1984	89.5	76.0	5.26	1.25	1997	523.6	120.7	5.67	0.7
1985	107.7	83.6	5.37	1.20	1998	590.1	137.1	5.46	0.75
1986	122.2	89.2	5.54	1.20	1999	641.0	151.0	4.86	0.78
1987	127.3	86.5	5.63	1.06	2000	709.5	166.5	4.47	0.79
1988	145.4	83.2	5.84	0.97	2001	800.0	186.6	4.24	0.82
1989	167.8	81.4	5.94	0.99	2002	908.5	213.4	3.92	0.82
1990	187.3	88.1	6.07	1.01	2003	1116.9	259.3	4.53	0.95
1991	204.1	92.8	6.03	0.94	2004	1293.6	289	4.54	0.95

资料来源：刘民权等：《我国政府卫生支出及其公平性探讨》，《南京大学学报》2007 年第 3 期。

1995 年后，情况有所改观，但是直到 2004 年，政府卫生支出占 GDP 的比重仍只有 0.95%，尚未达到 1979 年的水平。

从世界各国政府卫生支出的发展趋势来看，卫生支出占政府财政总支出和 GDP 的比重随着经济发展水平的提高而提高，但中国并未遵循这一发展规律。改革开放以来，中国经济持续快速增长，1979～2006 年间，中国年均 GDP 增长率超过 9.5%；相应的，政府的财政收入也大幅度增加，特别是 1993 年后，财政收入相对于 GDP 一直保持超常规增长，一些年份财政收入增长率甚至超过经济增长率 10 个百分点以上（如 1993～1994 年、1999～2000 年）。但是政府卫生支出占财政支出和 GDP 的比重却没有明显表现出上述特征。根据世界卫生组织的宽口径统计，中国在 2002 年广义政府卫生支出占广义财政总支出和 GDP 的比重分别为 10% 和 2%，低于许多发展中国家的水平。例如，当年阿根廷这两项指标分别为 15.3% 和 4.5%，泰国为 17.1% 和 3.1%，墨西哥为 16.6% 和 2.7%，巴西为 10.1% 和 3.6%。与发达国家相比，中国的这两项指标更是远远落后,2002 年美国政府卫生支出与财政支出和 GDP 的比重分别为 23.1% 和 6.6%,德国为 17.6% 和 8.6%。[①] 这一状况充分说明,中国政府在相当长的一段时期内没有对卫生领域的投入给予充分重视。

B. 政府卫生支出占卫生总费用的比重偏低

改革开放以后,随着市场化改革的深入,财政体制和医疗卫生体制的改革也先后启动。这些改革的一个基本特征是,医疗卫生资源的配置走向高度的商业化和市场化。一方面,医疗卫生的服务供给主要依赖于供给主体(广大医疗卫生机构)对市场需求的反应,所有的供给主体都遵循市场约束,成为实行独立经济核算、具有独立经营意识的利益主体;另一方面,医疗卫生服务需求越来越多地演变为私人消费品。伴随着这一改革过程,政府和社会在卫生资源投入上逐渐退出主导地位,而个人的卫生支出占卫生总费用中的比重则逐渐增加并成为最主要的来源。

卫生总费用包括政府、社会和个人卫生支出三个部分。1986~2000 年期间,中国政府的卫生支出占卫生总费用的比重一直呈下降趋势,到 2004 年,中国卫生总费用中政府卫生支出的份额只有 17%。即使按照世界卫生组织的宽口径统计,中国政府卫生支出占卫生总费用的比例与很多发展中国家(如泰国、伊朗、加纳、赞比亚和印度尼西亚等)相比也处于较低的水平,更是远远落后于 OECD 国家的水平。此外,随着国有企业改革的不断深入,从 20 世纪 90 年代初期开始,卫生总费用中来自社会的支出大幅度降低,来自社会的支出比重从 1991 年的 39.7% 一直下滑到 2001 年的 24.1%,这是改革开放后的最低水平,之后,又开始回升。与政府支出和社会支出比重变化趋势相适应,个人支出在卫生总费用中的比重在 1986 年后则呈直线上升趋势,到 2001 年达到 60% 的最高水平。2002 年开始,这一比重有所下降,但是直到 2004 年,仍然占 54%(参见表 2.27)。由政府、社会和个人在卫生总费用中担负的比重变化趋势可见,一方面,中国医疗市场的发展不能全靠政府来包办,另一方面,中国庞大的人口与有限财政支出能力,必然直接抑制中国居民医疗卫生服务需求,抑制卫生行业收入的快速增长,使其一直不能成为汲取国民收入的强有力行业。

[①]　刘民权等:《我国政府卫生支出及其公平性探讨》,《南京大学学报》2007 年第 3 期。

C. 个人医疗卫生服务支出对收入依赖程度的增加直接影响着卫生服务的公平性

政府和社会在卫生总费用中所占的比例偏低,导致卫生费用过多地由个人直接负担。从表 2.27 可以发现,改革开放以来特别是从 1996 年开始在全国全面开展社会基本医疗保险制度以来,我国卫生总费用保持了较快的增长态势,并且由图 2.6 可以看出,从 1987 年开始我国政府预算卫生支出比和社会卫生支出比呈明显的下降趋势,2003 年和 2004 年有所回升,而个人卫生支出比呈迅速上升趋势,且自 1992 年开始个人卫生支出比与政府预算卫生支出比和社会卫生支出比的差距越来越大,明显高于政府预算卫生支出比和社会卫生支出比,2004 年个人卫生支出比达到近 54%。因此,个人所能获得的医疗卫生服务的水平越来越依赖于个人(家庭)的收入水平。通过计算 1978~2004 年个人自付卫生支出占居民收入总额的比重发现,1980~2001 年期间,这一比重急剧上升,由 1980 年的 1.25% 上升到 2002 年的 5.82%。从 2002 年开始,这一比重有所下降,到 2004 年,这一比值下降为 5.55%[①]。如果考虑到中国目前收入分配的状况,个人医疗卫生服务的支出对收入依赖程度的增加对卫生服务公平性有着非常直接的影响。根据世界银行的测算,改革开放以来,特别是 20 世纪 90 年代中期以后,中国居民的收入分配差距急剧扩大,基尼系数在 2002 年已经达到 0.45,超过了国际公认的 0.40 的警戒线水平。居民个人经济上的不平等将有可能直接转化为卫生服务的不公平。

表 2.27   1997~2004 年中国卫生总费用构成表

年份	总量（亿元）	构成比例（%）			年份	总量（亿元）	构成比例（%）		
		政府	社会	个人			政府	社会	个人
1979	126.2	32.2	47.5	20.3	1992	1096.9	20.8	39.3	39.8
1980	143.2	36.2	42.6	21.2	1993	1377.8	19.7	38.1	42.2
1981	160.1	37.3	39.0	23.7	1994	1761.2	19.4	36.6	43.9
1982	177.5	38.9	39.5	21.6	1995	2155.1	18.0	35.6	46.4
1983	207.4	37.4	31.1	31.5	1996	2709.4	17.0	32.3	50.6

① 刘民权等:《我国政府卫生支出及其公平性探讨》,《南京大学学报》2007 年第 3 期。

续表

年份	总量 (亿元)	构成比例(%)			年份	总量 (亿元)	构成比例(%)		
		政府	社会	个人			政府	社会	个人
1984	242.1	37.0	30.4	32.6	1997	3196.7	16.4	30.8	52.8
1985	279	38.6	33.0	28.5	1998	3678.7	16.0	29.1	54.8
1986	315.9	38.7	34.9	26.4	1999	4047.5	15.8	28.3	55.9
1987	379.6	33.5	36.2	30.3	2000	4586.6	15.5	25.6	59.0
1988	488	29.8	38.9	31.3	2001	5025.9	15.9	24.1	60.0
1989	615.5	27.3	38.6	34.1	2002	5790.0	15.7	26.6	57.7
1990	747.4	25.1	39.2	35.7	2003	6584.1	17.0	27.2	55.9
1991	893.5	22.8	39.7	37.5	2004	7590.3	17.0	29.3	53.6

资料来源:中华人民共和国卫生部:《中国卫生统计年鉴2006》,中国协和医科大学出版社 2006 年版。

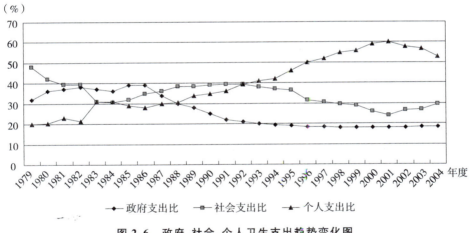

图 2.6　政府、社会、个人卫生支出趋势变化图

2.3.4.3　政府卫生支出的结构及其公平性分析

"政府预算卫生支出"是指各级政府用于卫生保健事业的财政预算拨款,它反映了政府财政对卫生的投入水平和支持力度。政府预算卫生支出包括:卫生事业费、中医事业费、食品和药品监督管理费、计划生育事业费、高等医学教育经费、医学科研经费、预算内基本建设经费、卫生行政和医疗保险管理费、政府其他部门卫生经费、行政事业单位医疗经费、基本医疗保险基金补助经费等。2004 年政府卫生支出在这些项目上的分配结构如表 2.28 所示。

表 2.28   政府卫生支出构成表

项目	数额(亿元)	比重(%)
合　计	1293.58	100
公共卫生服务经费	970.11	74.99
卫生事业费	474.19	36.66
中医药事业费	37.52	2.9
食品和药品监督管理费	26.88	2.08
计划生育事业费	181.36	14.02
医学科研经费	4.8	0.37
预算内基本建设经费	101.63	7.86
卫生行政和医疗管理费	60.9	4.71
政府其他部门卫生经费	56.6	4.38
基本医疗保险基金补助经费	26.23	2.03
行政事业单位医疗经费	323.47	25.01

资料来源:中华人民共和国卫生部:《中国卫生统计年鉴 2006》,中国协和医科大学出版社 2006 年版。

　　除了上述支出之外,从 2003 年开始,新型农村合作医疗的政府补助也成为政府卫生支出的一项重要内容。新型农村合作医疗制度是由政府组织、引导和支持,农民自愿参加,个人、集体和政府多方筹资,以大病统筹为主的农民医疗互助共济制度。在实行新型农村合作医疗制度的地区,各级政府按照国家制定的标准出资,对参加合作医疗的农民进行补助。随着新型农村合作医疗制度在全国的迅速推广,政府在该项目上的财政支出增长也很快。截至 2006 年底,各级政府累计投入资金 215 亿。如果把上述各种政府资金投入按资金接受者性质来划分,大体上可以分为两类:一部分是对卫生服务供给方的财政支持,由政府直接投向各类卫生机构,比如卫生事业费、中医事业费、计划生育事业费等;另一部分为对卫生服务需求方的财政支持,包括公费医疗经费,以及 2003 年增设的基本医疗保险基金补助经费和新型农村合作医疗的政府补助,这实际上是政府为一部分公民的部分医疗卫生费用买单。按照这种分类,2004 年政府卫生支出流向供给方 943.88 亿元,流向需求方 349.7 亿元,二者在总支出中所占的比重分别为 73% 和 27%。在理想的情形下,如果政府补助在需求方中的个人之间是平均分配的,并且所有居民在有需要时都能有同等的机会得到任一医疗机构的服务,则政府补助资金的投放方式(投入到需求方或者供给方以及怎样投入)将对卫生服务公平性的影响是无差异的。然而实际情形却非如此。例如,就需求方而言,在政府卫生支出中占重要比例的公费医疗经费只惠及少数人(如政府机关、行政事业编制人员);就供给方而言,如上述各类卫生机构财政拨款构成表中所显示的,有很大比例的财政拨款实际上流向了医院这样的高端卫生机构,而不是流向门诊医疗活动部门这样的低端卫生机构。

2.4　卫生事业发展存在的问题

改革开放以来,由于我国的医疗卫生体制改革主要采取了以商业化、市场化为导向的"美国模式",改革虽然取得了一些进展,但卫生资源的利用效率与卫生投入的健康收益均有所下降,"从总体上讲,改革是不成功的"。[①] 目前我国医疗卫生业发展中存在一些不容忽视的问题。比如:由于在医疗卫生领域过多地利用了市场化机制,导致现有卫生资源在城市大医院与农村乡镇医院、城市社区医院之间分配不均,部分床位资源、先进仪器设备的使用效率低下、浪费现象严重;城乡之间、党政干部与城镇居民之间医疗卫生服务缺乏公平性,被列为世界卫生体制最不公平的国家之一;与国外对比,我国的卫生总收入和政府的公共卫生支出都处于较低的水平,造成公共卫生和疾病防疫体系偏废薄弱;城乡居民人均医疗保健支出增长速度高于可支配收入增长速度,导致群众不堪重负,"看病难、看病贵"问题日益突出等。总之,目前我国医疗卫生服务业发展中存在的问题较多,有的甚至相当严重。具体体现为以下几个方面。

2.4.1　中国医疗保障总体不足

2.4.1.1　卫生总费用增长迅速,但卫生总费用占 GDP 的比重仍未达到国际标准

从卫生总费用上看,自改革开放以来,卫生总费用增长迅速,大部分年度的卫生消费弹性系数(卫生总费用增长率/GDP 增长率)大于 1,但卫生总费用占 GDP 的比重仍显不足。在国家整体经济水平的带动下,我国的卫生总费用

---

① 国务院发展研究中心与世界卫生组织《中国医疗体制改革的评价与建议报告》,转引自《中国青年报》2005 年 7 月 29 日。

也有了较快增长,1979~2004 年期间几乎以每年一个台阶的形势增长,卫生总费用年均增长 17.66%,快于年均 15.75% 的 GDP 增长速度,尤其是在 1987~1996 年十年期间,卫生总费用以年均 24% 的速度快速增长,到 2004 年卫生总费用筹资总额已高达 7590 亿元,占 GDP 的 3.11%。随着城镇医药卫生工作体制改革的逐步实施,从 1997 年之后,卫生总费用的增长速度放缓,但由表 2.29 中卫生消费弹性系数可见,除 2001 和 2004 两个年度外,1997~2004 年

表 2.29　卫生总费用及 GDP 各年变化表

年度	总费用 (亿元)	GDP (亿元)	总费用增长 率(%)	GDP 增长 率(%)	总费用占 GDP 比例(%)	卫生消费 弹性系数
1979	126.2	4062.6	10.57	7.6	3.11	1.39
1980	143.2	4545.6	13.47	11.89	3.15	1.13
1981	160.1	4891.6	11.8	7.61	3.27	1.55
1982	177.5	5323.4	10.87	8.827	3.33	1.23
1983	207.4	5962.7	16.85	12.01	3.48	1.4
1984	242.1	7208.1	16.73	20.89	3.36	0.8
1985	279	9016.0	15.24	25.08	3.09	0.61
1986	315.9	10275.2	13.23	13.97	3.07	0.95
1987	379.6	12058.6	20.16	17.36	3.15	1.16
1988	488	15042.8	28.56	24.75	3.24	1.15
1989	615.5	16992.3	26.13	12.96	3.62	2.02
1990	747.4	18667.8	21.43	9.86	4	2.17
1991	893.5	21781.5	19.55	16.68	4.1	1.17
1992	1096.9	26923.5	22.76	23.61	4.07	0.96
1993	1377.8	35333.9	25.61	31.24	3.9	0.82
1994	1761.2	48197.9	27.83	36.41	3.65	0.76
1995	215.1	60793.7	22.37	26.13	3.54	0.86
1996	2709.4	71176.6	25.72	17.08	3.81	1.51
1997	3196.7	78973.0	17.99	10.95	4.05	1.64
1998	3678.7	84402.3	15.08	6.875	4.36	2.19
1999	4047.5	89677.1	10.03	6.25	4.51	1.6
2000	4586.6	99214.6	13.32	10.64	4.62	1.25
2001	5025.9	109655.2	9.578	10.52	4.58	0.91
2002	5790	120332.7	15.2	9.737	4.81	1.56
2003	6584.1	135822.8	13.72	12.87	4.85	1.07
2004	7590.3	159878.3	15.28	17.71	3.11	0.86

资料来源:《中国统计年鉴 2007》,《中国卫生统计年鉴 2006》。

期间的其他年度卫生消费弹性系数都是大于 1 的,也就是说这些年度中国卫生总费用的增长速度比较快,超过 GDP 的增长速度。从卫生总费用占 GDP 的比重来看,此指标值由 1979 年的 3.11% 上升至 2003 年的 4.85%,中国的医疗保障水平不断得到提高,但仍然低于国际上 5% 的平均水平。

2.4.1.2　从各项卫生资源上看,我国各项卫生资源与发达国家相比均有较大差距

中国经过 30 年的改革开放,在经济高速增长的同时,我国政府对卫生保健的投资占整个国家财政支出的比例却没有较大的增长,与国际相比仍然处于较低的水平。表 2.30 给出了中国与一些代表性国家的卫生资源状况。

表 2.30　国际卫生资源状况对比表

国家	每千人口医师(人)(2002 年)	每千人口医院病床(张)(2002 年)	人均医疗卫生费用(美元)(2002 年)	卫生总费用占 GDP 比例(%)(2002 年)	卫生事业费占国家财政支出比例(%)(2001 年)
中　　国	1.5	2.3	63	5.8	10.8
日　　本	2.0	16.5[②]	2476	7.9	16.4
泰　　国	0.4[①]	2.0[①]	90	4.4	11.6
印　　度	0.4[①]	0.8[②]	30	6.1	5.1
英　　国	2.1	4.1[②]	2031	7.7	15.4
法　　国	3.3	8.2[②]	2348	9.7	15.1
俄 罗 斯	4.2[③]	10.8[③]	150	6.2	10.7
波　　兰	2.3	4.9[②]	303	6.1	10.9
罗马尼亚	1.9[③]	7.5[②]	128	6.3	15.9
美　　国	5.5[②]	3.6[②]	5274	14.6	17.6
巴　　西	2.1[③]	3.1[②]	206	7.9	8.8
澳大利亚	2.5[③]	7.9[②]	1995	9.5	16.8
埃　　及	2.1[②]	2.1[①]	59	4.9	7.4
尼日利亚	0.3[②]	1.7[①]	19	4.7	2.9

注:①为 1999 年数据;②为 2000 年数据;③为 2001 年数据。
资料来源:世界银行《2004 年世界发展指标》,《2004 年世界卫生报告》和《国际统计年鉴 2005》。

从表 2.30 可以看出,2002 年我国每千人口医师数与同年或之前年度发达国家相比差别不算太大,而每千人口医院病床数、人均医疗卫生费用、医疗

卫生费用占 GDP 的比重以及占国家财政支出的比重与发达国家相比均有较大的距离,尤其是人均医疗卫生支出,我国与发达国家差别极大。中国 2002 年人均医疗卫生支出为 63 美元,美国为 5274 美元,日本为 2476 美元,法国为 2348 美元,中国人均卫生费用仅占美国的 1/84,日本的 1/39,法国的 1/37;与发展中国家相比,我国的人均医疗卫生支出也仅高于印度、埃及和尼日利亚三个发展中国家。由表 2.30 可见,我国卫生人力资源在数量上不算短缺,主要是卫生财力资源十分不足。与发达国家相比,我国卫生总费用占国家财政支出、占 GDP 的比重要低得多。所以说,中国目前人均卫生资源占有量与世界平均水平确实存在很大的差距。

由表 2.27 可见,从 1979 年到 2004 年,政府卫生支出比重从 32.2% 下降到的 17%,社会卫生支出比重从 47.5% 下降到 29.3%,个人卫生支出从 20.3% 上升到 53.6%,很明显,在卫生总费用中,政府和社会卫生支出所占比重呈下降趋势,与此同时,个人卫生支出却逐年增加,个人承担了卫生费用增长的大部分负担。在国家卫生财力资源不足的情况下,个人还要承担较高的医疗费用,这显然增加了人民群众的负担,资源分配的不公平自然难以避免。

2.4.1.3   卫生资源投入和国家医疗卫生保障成正相关的事实说明,中国应进一步加大卫生资源投入

以每千人医师、每千人床位数和卫生事业费占国家财政支出的比重为卫生投入,以卫生总费用占 GDP 的比重作为广义的医疗保障水平[①],下面进一步研究卫生投入与医疗保障水平的相关性来说明中国应进一步加大卫生资源投入的必要性。用 SPSS 软件进行相关性检验,检验结果如表 2.31 中所示。

由表 2.31 中数据可见,每千人医师和广义医疗保障之间的相关系数为 0.774,在 0.01 的显著性水平下,两者之间相关性显著;卫生事业占国家财政支出的比例与广义医疗保障之间的相关系数为 0.660,在 0.05 的显著性水平下,卫生事业占国家财政支出的比例与广义医疗保障之间相关性显著;但每千人床位和广义医疗保障之间的相关系数为 0.224,相关性不显著,由此可见,床位数并不是每个国家提高医疗保障水平的必要条件。总之,各个国家的广义医疗保障水平与医师和国家财政卫生投入密切相关。为提高医疗保障水

---

①   陈之楚、吴静瀛:《提升中国医疗保障水平与公平性研究》,《现代财经》2007 年第 1 期。

平，卫生财力资源和人力资源并不充足的中国加大这两方面的投入显得尤为必要。

表 2.31 卫生资源与卫生保障之间的相关系数表

	每千人医师	每千人床位	广义医疗保障	卫生事业占国家财政支出比
每千人医师 Pearson Correlation	1	0.368	0.774**	0.583*
Sig. (2 - tailed)		0.196	0.001	0.029
N	14	14	14	14
每千人床位 Pearson Correlation	0.368	1	0.224	0.572*
Sig. (2 - tailed)	0.196		0.442	0.033
N	14	14	14	14
广义医疗保障 Pearson Correlation	0.774**	0.224	1	0.660*
Sig. (2 - tailed)	0.001	0.442		0.01
N	14	14	14	14
卫生财政支出 Pearson Correlation	0.583*	0.572*	0.660*	1
Sig. (2 - tailed)	0.029	0.033	0.01	
N	14	14	14	14

注：**, Correlation is significant at the 0.01 level (2 - tailed).

*, Correlation is significant at the 0.05 level (2 - tailed).

2.4.2 财政卫生支出存在地区与城乡差异

2000 年，中国在世界各国卫生负担的公平性评价方面被排在倒数第四位。国内统计数据在很大程度上证明了这一评估与实际情况基本上是吻合的。我国的卫生保健同我国其他经济领域一样，同样存在着地区差别和城乡差别。这里，我国卫生保健中的不公平，既与"效率优先"的追求有关，也与卫生资源的占有状况和相关的制度缺陷有关，还与国家的财力资源投入方向偏差有关。

2.4.2.1 地区卫生财力资源投入的偏差

按道理说，政府有责任为所有公民（不管他们住在国内的任何地方）提供大致相同的基本公共服务，包括卫生保健。但在中国，卫生事业费主要来自地方财政，而不是中央财政。据统计，我国 90% 以上的卫生事业费来自地方财政。这种格局就决定了各省都得依靠自身的财力来解决卫生事业费。在全国范围内，也缺乏一套有效的财政转移支付体制来平衡各地的公共服务水平，包括医疗保健水平。这样以来,经济实力越强的省,人均卫生事业费也越高。有数据表明,最高(上海)与最低(河南)的差别达 10 倍之多①。

2.4.2.2 政府卫生财力资源投入的城乡偏差

我国城乡人口比例大约为 36% 和 64%,但城乡公共卫生资源占有的比例刚好颠倒了过来,即城市占了 60% 以上,而农村占了不到 40%。政府卫生财力资源在城乡之间的分配也极不均衡。我国的财政收入主要来自城市经济,财政支出尤其是公共服务方面的支出也主要用于城市居民。20 世纪 80 年代财政实行"分灶吃饭"以后,财政对农村医疗卫生的支持力度进一步被削弱。1994 年财政进行分税制改革后,情况有所改善,但财政对农村卫生服务的支持力度依然不大。

1990～2005 年期间,城乡人均卫生费用都在上升,农村人均卫生总费用从 33.8 元上升到 318.5 元,城市人均卫生总费用从 158.8 元上升到 1122.8 元,但人均卫生费用的城乡差距越来越大。全国新增的卫生经费投入中,只有 14% 投到了农村,其中又有 89% 成为"人头费",真正成为专项经费的只有 1.3%。2000 年,农村人均卫生事业费仅 12 元,相当于城市人均卫生事业费的 27.6%。政府对农村卫生投入的减少,会直接导致一部分农村居民尤其是贫困农村居民健康状况的恶化。中国在 191 个会员国的医疗卫生公平性评价中排倒数第四位的一个重要原因就是占人口绝大多数的农民失去了或者说没有得到医疗保障。

2.4.3 医疗卫生资源配置的效率低下

从卫生资源的分配来看,存在着过度消费和消费不足并存的现象。一方面,在城市,卫生资源过度配置的情况十分普遍。由于资源的过度配置,又引发了供给者诱导需求和消费者的过度消费行为,由此就造成了资源极大的损失和浪费。另一方面,在我国广大农村,特别是贫困农村,卫生资源的配置又相对贫乏,缺医少药的情况仍然很严重。其结果必然是造成宏观效率低下。从经济学上来讲,效率就是资源的有效利用。同样,卫生保健资源分配的效率就是卫生资源的有效利用。这里面包括有两重含义——宏观效率和微观效率。宏观效率是指整个卫生保健体制的运行效率,主要是指卫生资源的配置

---

① 李晓玢、谢华:《论公共卫生事业与财政政策措施》,《特区经济》2005 年第 1 期。

所产生的总的健康状况结果，因此，它实际上是指卫生资源的配置效率。微观效率是指个别卫生保健机构的工作效率。根据卫生部门的统计，医疗卫生机构的效率也在下降。近几年来，虽然中国人口还在增长，但医疗机构的门诊量却在下降。据 2007 年卫生统计提要提供数据，2006 年全国医院和卫生院门诊总量为 31.71 亿人次，与 1990 年 36.24 亿相比减少了 4.53 亿。卫生院的入院人数从 1990 年的 1958 万人下降到 2006 年的 1358 万人。乡镇卫生院卫生技术人员的总数从 1990 年的 77.69 万人增加到 2006 年的 85.99 万人，但与此同时，每年到乡镇卫生院看病的人从 10.65 亿人次减少到 7.01 亿人次。其原因在于医疗费的攀升，超出了很多人的支付能力，因而抑制了城乡居民对医疗服务的有效需求。而医护人员的数量仍在增加，其后果必然是医疗资源的闲置和浪费。

2.4.4　卫生保健投资结构本身不合理，预防工作薄弱

卫生保健投资结构的不合理主要表现为政府对公共卫生和基本医疗投入不足。这一方面表现为对公共卫生和基本医疗服务方面的财政补助严重不足，另一方面又表现为，对于那些可以通过市场方式运作的高水平的个人特需医疗服务等方面仍然给予财政补助。2004 年经济普查数据显示，在各类事业卫生机构中，国家对医院财政拨款 249.14 亿元，占 57.14%，占所有事业卫生单位财政拨款的一半以上，对疾病预防控制和防疫活动部门的财政拨款 58.97 亿元，占 13.5%，对门诊活动部门的财政拨款 4.26 亿元，不到拨款总额的 1%。国家对基本卫生保健的投资不足使得初级卫生服务的可及范围和质量下降，造成广大低收入地区人口的健康状况与高收入地区人口的健康状况差距拉大，不公平性加剧。医疗卫生服务分为公共卫生、基本医疗服务和非基本医疗服务，其中，公共卫生服务属于典型的公共产品，应由政府来提供，包括计划免疫、传染病控制、妇幼保健、职业卫生和健康教育等在内。世界银行在一份针对中国卫生问题的报告中明确指出，改革开放以来，中国“卫生总费用的格局并没有完全支持‘预防第一’和‘人人健康’这个业已宣布的全国政策目标”[①]。政府在疾病预防项目上的支出占国内生产总值的份额逐年减少。公

---

① 周雁翔：《公平、效率与经济增长：转型期中国卫生保健投资问题研究》，武汉出版社 2003 年版。

共卫生和基本医疗服务越来越多地依赖于收费,那些出不起钱的贫困人群自然就得不到公共卫生服务和基本医疗保健。边远贫困山区的儿童"四苗"接种概率远远低于全国平均水平,而卫生防疫站更是把主要精力用于有偿医疗服务的开展,轻视无偿的公共卫生服务。其结果必然严重影响卫生资源配置的可及性原则,"人人享有卫生保健"也就很难实现。

2.4.5　公立医院绩效水平不高

在现行治理结构下,公立医院在不断扩张的同时,绩效水平并没有很大的提高,而收费水平飞速增长。从全国城市医院的情况来看,2003 年医院每职工年均门诊人次比 1991 年下降了 26.52%,每职工年均住院床日数下降了14.72%;而按可比价计算,平均门诊费用、每住院床日费用和出院者平均住院费用比 1991 年分别上升了 8.83 倍、9.69 倍和 6.34 倍。而同期农村居民纯收入只上升 2.09 倍,城镇居民可支配收入只增长了 2.81 倍①。与 1991 年相比,全国城市医院每职工年均门诊人次和住院床日均有所下降,这主要是因为财务年报中全国城市医院包含了二级医院。二级医院病源相对不足,同时其员工还略有上升。而三级医院病源比较充足,医院的床位和人员又几乎是同比例增加,故三级医院的劳动生产率也没有得到很大提高。

2.4.6　社区医疗卫生服务问题分析

社区卫生服务机构是社区卫生服务的基本单元,承担着为群众提供安全、有效、方便、价廉的公共卫生和基本医疗服务的责任。完善社区卫生服务是解决我国医疗卫生体制看病难、看病贵的重要举措,是完善基本医疗保险制度改革的关键。然而,当前我国社区卫生服务却存在着服务功能缺失、卫生人员素质偏低、同基本医疗保险结合程度低、配套措施不完善、政府资金投入不足等问题。

2.4.6.1　社区医疗机构服务功能缺失

当前,我国社区医疗机构提供的服务不能满足居民基本的医疗需求,服务功能缺失,其主要表现在以下两个方面:(1)社区医院、卫生站医疗设备短缺。目前,我国大多数社区医院、卫生站的医疗设备比较陈旧,难以为患者提供基本的医疗服务。例如,个别社区医院、卫生站只有日常使用的听诊器、温度计

---

① 卫生部卫生经济研究所:《2005 中国卫生总费用研究报告》,2005 年 12 月。

等简易器械,无法提供常规的化验、检查服务。(2)社区医院、卫生站提供的服务项目比较少。我国大医院门庭若市、人满为患,社区医院门可罗雀、冷冷清清的主要原因之一是大多数社区医院、卫生站不能发挥应有的功能,一些低成本、高效益的服务项目,社区医院、卫生站并不提供。例如,一些卫生站规定,只给患者开药,不提供输液服务,致使患者不能在离家较近的社区卫生站获得必要的医疗服务,而只能跑到离家较远的大医院看病,增加了患者的治病成本,加重了大医院的负担。目前,我国很多居民即使患有头痛、发烧等寻常小病,也要去大医院就诊,造成了病人的不合理分流。据有关部门统计,三级医院接诊的门诊病人中,可以分流到社区医疗机构的病人占总数的 65%,三级医院接诊的住院病人可以分流到社区医疗机构的病人占总数的 77%[①]。

2.4.6.2　医护人员素质偏低

根据国际标准,每名全科医生可以为 2000~3000 人提供医疗服务。按照国际最低标准测算,我国城市 5 亿人口至少需要 16 万名全科医生。但是,目前我国全科医生不足 4000 人,无法满足居民对于基本医疗服务的需求。[②] 我国全科医生的紧缺和不足,分流到社区医院、卫生站的全科医生较少,导致社区医院、卫生站的人员素质低下。由前面分析可知,卫生院及社区医疗活动部门中具有大专及以上学历层次的卫生人员仅占从业人员的 24.5%,在所有卫生机构中,这一比重最低,而且医生大多只有中专学历,职称也以中级、初级为主,医护人员年龄老化、知识结构老化,难以满足患者的医疗需求。最终导致目前我国卫生院及社区医疗活动部门医疗服务质量不高。

2.4.6.3　卫生院及社区医疗活动部门尚未建立社会各界共同参与的机制,医疗规章制度混乱,社区医疗信息系统尚未建立

一是社区医疗服务与公共卫生体系分离。二是社区医疗服务同基本医疗保险结合程度比较低。很多社区卫生服务机构没有和公费医疗制度建立相配套的措施,导致享受公费医疗的病人大病小病都去医院就诊,造成了医疗服务对象的流失。三是社区医疗信息系统尚未建立。目前,很多社区医院尚未建立个人健康档案和家庭健康档案,更不用说通过计算机系统对社区居民的健

---

① 杜乐勋:《中国医疗卫生发展报告》,社会科学文献出版社 2006 年版。

② 孟群:《我国全科医生不足 4000 人　缺口巨大》,新华网 2006 年 4 月 18 日。

康资料进行系统、规范的管理。这使医生难以对病人的个人病史、用药史和家族病史等情况有较全面的了解,给病情的诊断带来了诸多不便。

总之,造成社区医疗机构难以发挥其功能的原因是复杂的,既有政府方面的原因,也有社区医疗机构自身的原因:社区医疗机构服务经费短缺;人们对社区医疗机构的作用认识不足;社区医疗机构人才结构不合理,全科医生不足;政府及其有关部门对社区卫生服务的发展认识不足等因素的共同作用导致了我国社区医疗机构发展的困境。

2.4.7　我国城市社会医疗保障覆盖面窄,低收入居民难以获得医疗保障

目前我国已在城镇基本建立了初级的医疗保障体系,在保障人民群众身体健康方面取得了显著成效。但社会医疗保障仍存在着医疗保障覆盖面窄,医疗保障体系不健全,城市居民的社会医疗保障覆盖水平随收入的增长而升高,收入水平越低,越难以获得保障。如表 2.32 所示,1993～2003 年期间,不同收入水平的城市居民社会医疗保险覆盖范围都有所下降,并且不同收入居民社会医疗保障覆盖范围的变化趋势有明显不同。中等收入和中等收入以下的城市居民社会医疗保障的覆盖水平在十年间明显下降,而高收入城市居民的社会保障覆盖水平尽管在 1993～1998 年期间也出现了下降,但下降的幅度相对较小,并且在 1998～2003 年期间保障覆盖又有所回升,从而造成 2003 年不同收入的城市居民中享受社会医疗保障的比例呈现显著差异,即最低收入组的城市居民中仅有 12% 享有社会医疗保障,而最高收入组中有 70% 城市居民享有社会医疗保障。

表 2.32　不同收入水平城市居民医疗保障状况对比表

单位:%

项目	年份	低收入	中等偏低收入	中等收入	中等偏高收入	高收入
社会医疗保险	1993	36.7	65.72	75.27	78.7	72.09
	1998	20.07	38.68	49.58	58.1	63.86
	2003	12.27	30.02	44.75	59.03	70.28

资料来源:卫生部统计信息中心:《中国卫生服务调查研究——第三次国家卫生服务调查分析报告》,中国协和医科大学出版社 2004 年版。

就不同收入群体,我国社会医疗保障的发展模式应该是"基本医疗保险"

加"社会医疗救助",一方面充分发挥社会医疗保险统筹互济的作用,另一方面,对于缺乏基本医疗保障的困难群体,各级政府必须尽快弥补医疗救助缺位。

2.4.8　政府办医院的发展规模同经济发展实力之间的矛盾性

目前,城市大医院大都是由政府办的,如果医疗事业发展的规模、水平、速度从总体上长期超出本地区、本城市社会经济发展水平所能支撑的能力,就会进一步加剧医患矛盾和政府负担,使两者之间的矛盾越来越突出。在中国,2004年普查的100955个企业与事业法人卫生单位中,事业法人卫生单位数86741个,占85.9%,企业法人卫生单位数14214个,占14.1%,其中事业性质医院有13524个,企业性质有2390个,由此可见,中国公立性质的医院占到了85%;在美国由政府主办的医院只占全部医院的10%左右;欧洲各国被称为福利型国家,但他们的医院也不都是国办。为了增加医疗服务的供给,也为了补充国家卫生体系(NHS)经费的不足,英国政府从20世纪60年代中期就开始采取了一系列措施,以鼓励和支持私立医院的发展。患者在私立医院就诊,或在国家卫生体系(NHS)享受免费待遇,需要自己承担费用或通过保险来支付;德国是欧盟中的强国,其国办医院也只占全部医院的50%左右;日本和韩国由政府办的医院在整体医院中只占少数,而且这两个国家正在研究出台医院民营化的政策和法规①。可见,不论与发达国家还是与发展中国家相比,中国各地政府的医疗负担与其经济社会的发展水平都不相适应,中国应鼓励和支持私立医院的兴办,以解决医患之间的矛盾,减轻政府负担。

2.4.9　新型农村合作医疗定点医疗机构的选择容易引发医疗供方道德风险

新型农村合作医疗定点医院的选择是个重要问题,这关系到新型合作医疗计划成本的控制、服务的可及性及服务的质量。目前新型合作医疗的报销范围一般都在公立医疗机构,定点卫生机构的选择给制度管理部门带来极大的方便,但给患者未必带来实惠。一是患者可能为了报销不得不从方便的私人卫生机构转到较远的公立卫生机构就医,看病带来不便;二是为避免麻烦,患者得小病就到就近的卫生机构,大病才去指定的定点医院,这样实际上定点

---

① 王艳冬、许艳丽:《城市医院的改革与发展》,《天津大学学报》2006年第11期。

医院的选择并未增加患者的就医次数。

2.5 小　　结

本章利用2004年经济普查年鉴数据,借助于经常性统计数据,对卫生行业单位数发展规模、就业吸纳能力、文化素质、经营状况、资产规模、政府卫生事业财政拨款状况等方面分别进行了分析,揭示了当前卫生行业发展存在的问题。

2.5.1　分析了卫生行业发展的总体状况

从卫生行业单位数入手,将历史数据与普查年度数据进行了对比,发现了卫生行业单位数定基增长速度的阶段性特征;通过对各类卫生机构单位数构成的分析发现,门诊医疗活动部门比卫生院要多,医院作为高端卫生机构规模扩大迅速;通过对不同类别卫生机构经营性与非经营性构成的比较发现,除门诊医疗活动部门外,其他所有类别卫生机构非经营性单位都占了绝对比重;通过对卫生行业就业吸纳力的分析发现,各类卫生机构的就业吸纳力差别较大,与其他服务业相比,卫生行业就业吸纳力不算大;通过对卫生行业从业人员文化素质的分析发现,卫生从业人员学历层次不算低,高于全国从业人员的平均水平,七成以上的卫生从业人员具有专业技术职称,仅次于教育行业;利用基尼系数计算得出我国卫生人员总数和床位总数在我国31个省(市)之间的配置是绝对公平性的。

2.5.2　分析了企业卫生行业的现状与特点

通过对各类卫生机构构成及其发展规模与速度的分析发现,门诊医疗活动部门是企业卫生机构的主要构成,卫生单位总量在不断增加,但增长速度没有明显的规律性。通过对各类卫生机构营业状况的分析发现,卫生行业整体营业状态良好,但各类卫生机构出现不同程度的停业、关闭和破产现象,国有控股企业的整体营业状态良好,但各类卫生机构营业状况差别较大。通过对不同分组标志下各类卫生机构单位数构成的分析发现,各类卫生机构的经营性质主要是内资企业,但经营性质构成各不相同;80%以上的卫生单位营业收入较低,低收入组主要由门诊构成,高收入组主要由医院构成;绝大部分卫生单位资产规模较低,高资产规模组主要由医院构成,低资产规模组主要由门诊构成。通过卫生从业人员就业状态与就业趋向的分析发现，大部分卫生人员就业于营业单位，还有少数卫生人员有待于二次就业；从业人员主要集中在内资企业，各类卫生机构从业人员就业趋向不同。通过对从业人员文化素质的分析发现，企业卫生机构高学历卫生人员比重也较大，但高学历从业人员多集中在医院，企业卫生行业从业人员专业技术水平低于整个卫生行业的平均水平。通过对各类卫生机构财务指标的分析发现，医院营业收入构成了企业卫生行业营业收入的主要部分；不同所有制形式企业卫生机构的营业收入差距较大；不同所有制形式企业卫生单位拥有资产份额的差距较大；各类卫生机构中不同所有制形式企业拥有资产份额的差异也较大。通过对其他服务业企业卫生机构获利能力和获利水平的分析发现，疾病控制及防疫部门的资本金利润率最高，计划生育技术活动部门的获利水平及获利能力都很强，而医院的获利能力和获利水平较差。

2.5.3　对事业法人卫生单位的现状与特点作了全面分析

通过对各类卫生机构规模及构成的分析发现，各类卫生机构中，卫生院及社区医疗活动部门的单位数规模最大。通过对各类卫生机构人力资源配置状况的分析发现，卫生行业从业人员主要集中在事业法人卫生单位；每所医院从业人员较多，其他各类卫生机构中每个单位从业人员不超过百人；卫生行业中的女性就业比是所有服务行业中最高的。通过对从业人员文化素质的分析发现，从业人员学历层次较高，但高学历从业人员多集中在医院；70％以上的卫生人员具有技术职称。通过政府对卫生财政支出状况的分析发现，国家财政拨款偏向高端卫生机构；政府卫生支出的绝对和相对水平都不高；政府卫生支出占卫生总费用的比重偏低；个人医疗卫生服务支出对收入依赖程度的增加直接影响着卫生服务的公平性；不论从供给上，还是从需求上政府卫生支出的结构都存在不公平性。

在对 2004 年卫生行业发展现状的若干方面进行描述、分析的过程中，我们还发现了卫生行业发展过程中存在的一系列问题。第一，国家将主要精力放在医院这样的高端卫生机构规模的扩大上，而对公共疾病预防控制和防疫部门的发展重视不够；第二，卫生财力资源总体不足，经过经济的高速增长并未加大我国政府对卫生保健投资的力度。与国际相比，中国政府卫生支出占财政支出的比例仍然处于较低的水平；第三，在卫生从业人员就业趋向上，具有高学历、高级技术职称的高素质卫生人员多集中于医院这样的高端卫生机构，而低端卫生机构高素质卫生人员较少，这使得高端卫生机构发展的越来越快，而像乡镇卫生院这样的低端卫生机构却逐步萎缩；第四，政府对事业卫生单位的财政拨款占政府所有财政支出的比重、占 GDP 的比重并不大，且卫生财政拨款多集中于医院，而对门诊医疗活动部门、专科疾病防治活动部门这些基本卫生保健和疾病防疫部门的国家投资则较少；第五，在现行治理结构下，公立医院在不断扩张的同时，绩效水平并没有很大的提高，收费水平却飞速增长；第六，我国仍然存在城市社会医疗保障覆盖面窄，低收入居民难以获得医疗保障的问题；第七，在财政卫生支出上，地区差距和城乡差距严重；第八，与发达国家和发展中国家对比，中国各地的政府办医院与其经济社会的发展水平都不相适应，中国应鼓励和支持私立医院的兴办，以解决医患之间的矛盾，减轻政府负担。

第 3 章

同构性与异构性:地区各类卫生机构发展现状及问题剖析

在全国医疗卫生行业迅速发展的同时,地区之间并不均衡,医疗卫生行业发展的非均衡性必然会在一定程度上形成地区之间居民生活质量和劳动力素质的差异,进而影响到地区经济发展。因此,测度和比较地区卫生行业发展的非均衡性对于科学、客观地认识中国医疗卫生行业发展现状和未来趋势以及可能造成的对经济发展的影响是十分必要的。

在本章,我们将基于第一次全国经济普查资料,利用多个统计指标、多种统计分析方法对中国地区卫生行业的单位发展规模、从业人员地区分布、企业卫生单位经营状况以及政府财政拨款等问题的地区差异性进行统计分析,以寻求中国卫生行业发展的地区趋同性与异构性,并探讨趋同性及异构性产生的原因。

3.1　中国地区卫生行业发展规模的现状与差异

3.1.1　基于卫生机构数量的分析

3.1.1.1　地区卫生机构数量构成的共性与差异

在中国医疗卫生行业发展过程中,由于经济发展水平、人口状况、人文历史和自然条件以及各地区在发展医疗卫生事业的思路和侧重点的不同,地区间各类卫生机构数量构成并不均衡。通过对各地区卫生机构构成特点的归纳,寻求各地区卫生机构发展的共性与差异,可以使各地区充分地认识其自身的卫生行业发展的特点，也可以为科学地规划和调整卫生机构结构，合理地确定各类机构的数量和规模，使卫生资源适应社会主义市场经济的发展提供思路。在分析中，由于数据资料的限制，我们只对各地区事业单位卫生的数量规模进行分析。从经济普查的数据资料看，事业卫生单位规模占全国卫生单位机构数的绝对数量，因此，以其为代表进行的分析具有代表性和可行性。

表3.1给出了各省事业卫生机构单位构成情况。可以看出，中国各省、市、自治区在事业卫生机构单位构成方面既存在共性，也存在明显的差异。例如，各省的医院、卫生院和社区医疗活动机构的比重在所有卫生机构中所占的比重基本上都是最高的且差距较大，门诊医疗活动部门和计划生育技术服务活动机构次之，其他的卫生机构所占的比重则较小且差距不明显。但同时，我们也看到，各地区在卫生机构单位的构成方面还存在明显差异，例如，西藏自治区的医院比重高达49.8%，而陕西的比重仅仅为5.8%。贵州省计划生育技术服务活动机构比重为29.7%，而北京的比重仅为1.1%。其他的医疗卫生机构的比重在地区之间也存在着明显差异。因此，定量地分析中国各地区医疗卫生机构构成上的差异和共性是很重要的，这可以使我们较好地把握中国地区医疗卫生资源的构成特点，进而为各级政府实施区域卫生规划，优化医疗卫生资源的配置提供决策参考。

表3.1　各省事业卫生机构单位构成及聚类分组结果表

单位:%

地区	医院	卫生院及社区医疗活动部门	门诊医疗活动部门	计划生育技术服务活动部门	妇幼保健活动部门	专科疾病防治活动部门	疾病预防控制及防疫活动部门	其他卫生部门	聚类结果
北　京	35.4	30.7	12.7	1.1	3.0	1.9	6.5	8.7	1
天　津	38.5	32.9	2.5	8.4	4.5	2.0	3.8	7.3	1
河　北	15.5	63.7	8.2	2.5	3.9	0.4	5.2	0.6	2
山　西	16.7	51.4	11.1	7.6	4.1	0.8	5.0	3.3	2
内蒙古	17.5	54.8	1.4	8.6	5.0	1.9	7.0	3.8	2
辽　宁	23.2	32.2	8.7	9.3	4.4	3.0	15.5	3.7	3
吉　林	21.2	51.8	3.0	6.4	3.8	3.2	7.8	2.7	2

续表

地区	医院	卫生院及社区医疗活动部门	门诊医疗活动部门	计划生育技术服务活动部门	妇幼保健活动部门	专科疾病防治活动部门	疾病预防控制及防疫活动部门	其他卫生部门	聚类结果
黑龙江	26.4	36.5	5.9	11.7	4.8	4.0	7.8	2.9	2
上　海	30.9	39.8	4.5	2.7	3.3	2.4	4.9	11.5	1
江　苏	16.6	41.4	10.5	15.3	3.2	1.1	8.2	3.6	2
浙　江	16.0	63.5	3.1	4.0	3.0	0.8	7.3	2.4	2
安　徽	14.8	55.3	7.1	10.9	3.2	1.6	5.3	1.7	2
福　建	10.1	43.6	2.8	25.0	4.0	1.4	4.5	3.7	4
江　西	15.6	50.4	2.7	14.8	3.4	2.8	8.1	2.3	2
山　东	26.6	47.2	4.2	6.3	4.0	3.0	5.6	3.2	2
河　南	17.0	32.7	27.1	14.6	2.7	0.8	3.4	1.8	2
湖　北	14.2	36.8	16.4	18.5	2.5	4.1	5.4	2.1	2
湖　南	13.6	53.3	2.3	17.6	2.9	2.0	6.1	2.1	2
广　东	20.5	36.6	15.5	11.4	2.6	2.9	5.9	4.6	2
广　西	10.1	38.6	10.5	29.9	3.1	1.7	4.0	2.3	4
海　南	13.1	64.2	1.0	2.3	4.4	7.5	4.8	2.7	5
重　庆	10.2	50.4	3.1	29.2	1.8	0.9	2.3	2.3	4
四　川	10.1	50.9	4.9	26.1	2.0	0.8	2.8	2.5	4
贵　州	10.7	48.9	0.9	29.7	3.3	0.4	3.8	2.4	4
云　南	14.6	52.3	0.5	17.2	5.4	2.1	6.5	2.2	2
西　藏	49.8	16.3	0.5	2.4	3.8	1.0	21.1	5.3	6
陕　西	5.8	23.8	55.6	7.1	1.9	0.4	4.4	1.0	7
甘　肃	13.9	54.9	3.4	15.4	4.5	0.8	5.4	1.6	2
青　海	26.4	44.3	1.4	4.7	3.7	1.2	12.0	6.2	3
宁　夏	14.6	65.0	2.4	2.4	4.9	1.7	6.6	2.4	2
新　疆	26.0	46.0	3.0	8.0	10.0	1.0	9.0	3.0	8

资料来源:《中国经济普查年鉴——2004》,中国统计出版社 2006 年版。

　　为了定量地考察各类事业卫生机构在地区分布中的特点,我们以中国 2004 年末的 31 个省、自治区和直辖市的事业卫生机构单位构成为研究对象,分别选取了医院、卫生院及社区医疗活动部门、门诊医疗活动部门、计划生育技术服务活动部门、妇幼保健活动部门、专科疾病防治活动部门以及疾病预防控制及防疫活动部门等机构的比重为指标进行聚类分析。

A. 动态聚类的思路

聚类分析的基本思想是先建立衡量事物（类）间接近（相似）程度的统计量，如距离、相关系数等，然后按照接近（相似）程度的大小，把样品逐一归并成类，将关系比较密切的归并到一个小的分类单位，关系疏远的则聚集到一个大的分类单位，直到所有的样品都聚集完毕为止，从而形成一个亲疏关系的谱系图，为实际的分类提供定量的依据。聚类分析常用的有三种方法，分别是系统聚类法（Hierarchical Cluster）、两阶段聚类法（Two-step Cluster）及动态聚类法（K-means Cluster）。

由于动态聚类法具有动态性、简洁性和直观性的特征，因此，我们采用该方法对样本点进行聚类分析。动态聚类法是将样品先粗略地分类一下，然后再按某种原则进行修正，直至分类比较合理为止。

a. 初步指定聚类数目 k，并选择凝聚点。凝聚点应是具有代表性的，可作为各类核心的样品点。它的选择决定了初始分类，对最终分类有很大的影响。这里，我们采用密度法来选取凝聚点（方开泰、潘恩沛，1982）。它的基本方法是：首先，人为决定 $d > 0$，以每一个样品为球心，d 为半径做球，球内所含样品点数为该球心点的密度 ρ_i，若 $\rho_j = \max\limits_{1 \leqslant i \leqslant n} \rho_i$，则取以 ρ_j 为密度的球的球心为第一个凝聚点。再找任意一点 x_k，满足 $\rho_k = \max\limits_{1 \leqslant i \leqslant n, i \neq j} \rho_i$，若 $d_{kj} \leqslant 2d$，则将 x_k 并入 x_j 一类；若 $d_{kj} > 2d$，则将 x_k 另作一新类凝聚点。如此下去，直到凝聚点数足够。

b. 计算所有样本数据点到 k 个初始类中心点的欧氏距离。根据欧氏距离最小的原则将所有样本点分派到各初始类中心点所在的类，形成一个分类方案，完成一次迭代。并计算出各类中样本变量的均值，得到各类的重心。

c. 将各类的重心替代初始类中心点，形成新的类中心点。

d. 重复步骤 b 和 c，直到分类结果达到指定的迭代次数或迭代收敛程度。

e. 最终形成 k 个类别。

B. 量纲的处理

运用聚类分析方法处理数据时，同一样本不同指标之间量纲的差异会影响聚类输出结果的有效性，解决这一问题的方法是根据样本数据特征采取去量纲处理。本书采用的是 Z-scores 方法,通过该方法可以使数据成为均值为0,标准差为 1 的标准化无量纲数据。

C. 动态聚类结果及分析

利用动态聚类法得到的最终结果如表 3.1 的最后一列所示。

聚类分组的第一组包括北京、天津、上海三个直辖市,这三个地区的共性是高端卫生机构医院单位数所占比重都较高,在 30%～39% 之间。与其他省相比,这三个地区的卫生院及社区医疗活动部门单位占该市卫生单位数的比重都较少,在 31%～40% 之间。这三个地区是中国经济最为发达的地区,这表明,越是经济发达的地区越有能力并且重视高端卫生机构的建设。

聚类分组的第二组省份最多,包括山西、河北、内蒙古、吉林、黑龙江、江苏、浙江、安徽、江西、山东、河南、湖北、湖南、广东、云南、甘肃、宁夏等 17 个省,它们的共性是疾病预防控制及防疫活动部门单位数所占各省比例居中,几乎都在 5%～9% 之间,其次是医院单位数在各省所占比例也是居中,在13.6%～26.4% 之间。

聚类分组的第三组是辽宁和青海两个省,它们的共同特点是疾病预防及防疫活动部门单位数占该省卫生单位数比重都很大,分别为 15.5% 和 12%,这表明,这两个省比较重视公共卫生防疫及控制工作。

聚类分组的第四组有福建、广西、重庆、四川、贵州等 5 个省,这 5 个省是医院单位数所占比重较少的省,分别在 10%～11% 之间,这表明这 5 个省的高端卫生机构相对较少。同时,它们也是计划生育技术服务活动单位数较多的省,在 25%～30% 之间。

第五组只有海南一个省,海南是卫生院及社区医疗活动部门单位占该省卫生单位数比例最多的省,高达 64.2%,也是专科疾病防治活动部门单位数所占比重最大的省,这说明海南省的基础卫生服务水平相对较高。

第六组只有西藏自治区,西藏虽然是事业卫生单位数最少的省,只有 209个卫生单位,却是医院单位数比重最高的省,近 50%,同时,西藏也是疾病预防及控制单位数所占比例最高的省,但其卫生院及社区医疗活动单位数占该省比重却是最低的省。

第七组是陕西,该省是事业卫生单位数最多的省,有 7772 个事业法人卫生单位,是医院单位数所占比例最少的省,为 5.8%,也是门诊医疗活动部门单位数所占比重最多的省,高达 55.6%,由此可见,陕西省的高端卫生机构相对较少,低端卫生机构相对较多。

第八组是新疆自治区,该自治区的特点是医院、卫生院及社区医疗活动部门、妇幼保健活动部门的单位数相对较多,分别占 26%、46% 和 10%,特别是妇幼保健活动部门的单位数所占比重在 31 个省中是最高的。

从聚类分析的结果看,中国各地区之间的卫生机构构成虽然有一定的共性,但也存在较大差异。而它们所表现出来的共性并没有与经济发展水平相吻合,因为它们的发展特点和中国经济发展的东、中、西的阶梯式发展特点并不完全一致。这也表明,经济发展水平的差异仅是造成卫生机构构成差异的一个原因,卫生机构构成的不同还有其他的因素在起作用。

3.1.1.2　卫生服务机构的人口分布公平性分析

所有社会成员均有同等机会获得尽可能高的健康水平是我国医疗卫生政策所要达到的目标。医疗卫生服务,特别是公共卫生服务具有外溢的社会效益,加强对医疗卫生事业的宏观调控以矫正医疗卫生资源分配不公的格局是政府的主要职责之一。通过对中国各地区医疗卫生机构数量构成的分析,我们可以看出,各地区之间在卫生机构数量构成上还存在着较大程度的差异,这种差异很可能会造成全体社会成员在享有医疗卫生保健方面的不公平性。为此,我们通过数量上的测算来评估中国卫生服务机构的人口分布公平性,通过人口公平性的测度,我们既可以找出中国优化卫生资源配置的侧重点,也可以为政府卫生政策的调整提供决策参考。

评估中国卫生服务机构的人口分布公平性的方法主要有标准差法、离均比率法或变异系数法、加权变异系数法、基尼系数法以及威尔逊系数法(威尔逊变异系数和加权变异系数)等。这些方法的特点是将多个对象的差异包括在一个指标之中,因此,可以全面地反映地区差异情况。其中,基尼系数法是国际上最为广泛使用的公平性判别指标。

基尼系数是意大利经济学家、统计学家基尼以洛伦茨曲线为基础提出来的,随后,瑞赛(1916)、道尔顿(1920)、尹特马(1938)、阿特金森(1970)、纽伯瑞(1938)、赛新斯基(1972)等人又作了进一步研究。基尼系数是国际上通用的反映国家或地区居民之间收入分配差异程度的指标。这里,我们采用洛伦茨曲线和基尼系数来测算中国卫生服务机构的人口公平性。

　　具体地,我们从医疗卫生的服务人口角度,测度中国医院、卫生院及社区医疗部门、门诊医疗服务部门、专科疾病防治活动部门、疾病预防部门和计划生育服务部门的人口分布公平性,从而为中国的卫生行政部门优化卫生资源配置提供基础信息。

　　基尼系数的计算有直接计算法、三角形面积法、分组法、回归—积分二步法以及差值法等多种方法。这里,我们采用三角形面积法。

　　具体地,把中国各地区的某一卫生机构数量占全国该卫生机构总数量的比重按从小到大的顺序排列,并分为 31 组。设第 i 组的人口占总人口的比重为 P_i,又记 $M_i = P_1 + P_2 + \cdots + P_i$ 是第 1 组至第 i 组人口累积的比重。再将第 i 组的某一卫生服务机构数量占全国该卫生服务机构总数量的比重记为 I_i ($i = 1, 2, \cdots, 31$),则 $Q_i = I_1 + I_2 + \cdots + I_i$ 是第 1 组至第 i 组的该卫生服务机构的累积比重。

　　从而基尼系数的计算公式为:

$$G = \sum_{i=1}^{n-1} (M_i Q_{i+1} - M_{i+1} Q_i) \tag{3.1}$$

　　计算所采用的各卫生机构数据来自于 2004 年的全国第一次经济普查的中国各地区事业卫生机构单位规模数据,各地区的总人口数据来自于 2005 年《中国统计年鉴》。卫生服务机构及总人口数据如表 3.2 所示。

表 3.2　2004 年各地区人均卫生服务机构及总人口数

单位:个、万人

地区	医院	卫生院及社区医疗活动部门	门诊医疗活动部门	计划生育技术服务活动部门	妇幼保健活动部门	专科疾病防治活动部门	疾病预防控制及防疫活动部门	总人口
北　京	228	198	32	7	29	12	42	1493
天　津	212	181	14	46	25	11	21	1024
河　北	665	2765	350	108	168	15	224	6809
山　西	506	1552	335	231	123	23	151	3335
内蒙古	377	1182	30	185	107	42	151	2384
辽　宁	736	1022	276	294	140	96	491	4217
吉　林	341	833	48	103	61	52	126	2709
黑龙江	646	392	144	285	118	97	190	3817

续表

地区	医院	卫生院及社区医疗活动部门	门诊医疗活动部门	计划生育技术服务活动部门	妇幼保健活动部门	专科疾病防治活动部门	疾病预防控制及防疫活动部门	总人口
上　海	170	219	25	15	18	13	27	1742
江　苏	569	1416	360	522	108	39	282	7433
浙　江	460	1829	88	114	87	24	211	4720
安　徽	486	1817	233	358	106	53	174	6461
福　建	310	907	59	521	84	29	94	3511
江　西	450	1459	77	427	97	82	235	4284
山　东	869	1543	139	207	130	99	183	9180
河　南	908	1751	1452	780	144	43	183	9717
湖　北	475	1229	548	618	83	137	182	6016
湖　南	617	2412	106	797	131	90	274	6698
广　东	779	1394	589	436	99	112	223	8304
广　西	344	1325	360	1026	106	57	136	4889
海　南	63	308	5	11	21	36	23	818
重　庆	232	1149	70	665	41	20	52	3122
四　川	932	4685	455	2399	180	73	256	8725
贵　州	281	1289	23	782	37	10	99	3904
云　南	391	1398	14	461	145	30	175	4415
西　藏	104	34	1	5	8	2	44	274
陕　西	452	1849	4323	550	148	32	341	3705
甘　肃	316	1245	78	349	103	19	122	2619
青　海	128	215	7	23	18	6	58	539
宁　夏	60	267	10	10	20	7	27	588
新　疆	409	733	40	125	84	10	·125	1963

资料来源:《中国经济普查年鉴——2004》,中国统计出版社 2006 年版。

利用公式(3.1)得到的中国医疗卫生服务机构配置的基尼系数如表 3.3 所示。

表 3.3　卫生服务机构配置的基尼系数

机构类别	医院	卫生院及社区医疗部门	门诊医疗部门	计划生育技术服务部门	妇幼保健活动部门	专科疾病防治活动部门	疾病预防防疫活动部门
基尼系数	0.0538	0.0424	0.754	0.0147	0.0269	0.0331	0.0357

由表 3.3 可以看出,2004 年中国卫生服务机构的基尼系数均小于 0.1,其中,门诊医疗服务部门的基尼系数最大,为 0.754。医院和卫生院及社区医疗部门次之,二者系数相差不大,分别为 0.0538 和 0.0424。再次为专科疾病防治活动部门和疾病预防部门,它们的基尼系数分别为 0.0331 和 0.0357。最小的为计划生育服务部门,它的基尼系数为 0.0147。

由基尼系数的大小可以看出,中国卫生服务机构资源人口分布最为公平的是计划生育服务部门,其次是妇幼保健部门和疾病预防与防疫部门。相对公平性较差的是医院、卫生院及门诊医疗部门等卫生服务机构。比较而言,经过几十年的建设,这些理应由政府来提供的,包括计划免疫、传染病控制、妇幼保健、职业卫生和健康教育等在内的公共卫生体系的公平性是相对较高的。但相对市场化程度较高的医院和门诊医疗机构的人口公平性较差。

基尼系数的分析结果提示我们,从人口公平性的角度看,对于中国来说,优化卫生资源配置的重点是医院和门诊医疗机构的数量。

3.1.2　基于卫生行业人力资源数量的分析

3.1.2.1　人力资源数量的地区比较

尽管卫生行业从业人员的数量的经济意义不如医生、护士的数量等指标,但由于第一次全国经济普查资料只提供了该指标,而且该指标在一定程度上还是可以反映卫生人力资源配置状况的,同时,卫生行业从业人员数还可以反映各地区医疗卫生服务业的就业吸纳能力。故我们通过对卫生行业从业人员数量的分析来反映各地区在医疗卫生服务资源配置的公平性与可及性的差异。

据经济普查提供的资料,中国卫生行业从业人员共计 519.45 万人。从从业人员的区域分布看,中国各地区卫生从业人员分布密度差异较大,呈现东高西低的形态。其中,东北地区从业人数为 54.83 万人,从业人员分布密度为 52.3 人/万人;东部地区卫生从业人数为 206.95 万人,从业人员分布密度为 47.7 人/万人;中部地区从业人员为 133.83 万人,从业人员分布密度为 37.78 人/万人;西部地区从业人员为 123.81 万人,从业人员分布密度为 34.35 人/万人。由此可见,东部地区是卫生从业人员最多的,占全国的 39.84%,但其从业人员分布密度并不是最大的,东北地区卫生从业人员集中度即分布密度是最大的,西部地区的从业人员总量及分布密度比东部和中部都小。各区域之间卫生从业人员分布密度的不同一方面反映了卫生资源分布的区域不均衡,另一方面也反映了各区域在卫生服务业发展方面存在着较大差异。其中,经济发展水平高的东部地区具有吸引卫生行业人才的优势,也是其卫生从业人员比其他两个区域多的重要原因之一。

从各地区的卫生行业从业人员数量分布看,各地区之间同样差距明显。中国卫生从业人员各省分布及对比情况如表3.4所示。

表3.4 卫生从业人员各省分布及对比表

单位:万人

地 区	从业人数	排 序	地 区	从业人数	排 序
北 京	15.13	15	湖 北	25.91	6
天 津	7.1	27	湖 南	23.53	9
河 北	23.99	7	广 东	37.79	2
山 西	15.08	16	广 西	16.32	14
内蒙古	9.9	23	海 南	2.82	28
辽 宁	23.67	8	重 庆	9.09	24
吉 林	13.37	19	四 川	25.99	5
黑龙江	17.79	12	贵 州	8.95	25
上 海	14.05	17	云 南	13.04	20
江 苏	31.47	4	西 藏	0.8	31
浙 江	23.26	10	陕 西	16.44	13
安 徽	18.08	11	甘 肃	8.32	26
福 建	11.97	21	青 海	2.1	30
江 西	13.88	18	宁 夏	2.48	29
山 东	39.37	1	新 疆	10.38	22
河 南	37.35	3			

资料来源:《中国经济普查年鉴——2004》,中国统计出版社2006年版。

由表3.4可以看出,中国从业人员较为集中的省有山东、广东、河南及江苏4省,其中,山东省的从业人员最多,为39.37万人,其次是广东省,为37.79万人。河南省为37.35万人,河南省既是卫生单位分布最多的省,也是从业人员较为集中的省。山东省卫生单位数虽然只有全国的5.3%,但却集中了近全国7.6%的卫生从业人员。从业人员较少的省主要集中在西部,其中,从业人员最少是西藏自治区,只有0.8万人,这是由其地理环境状况、人口分布密度以及经济发展水平所决定的;从业人员较少的省还有青海省和宁夏回族自治区,分别有2.1万人和2.48万人。其他各省卫生行业从业人员分布情况及就业吸纳力强度排名如表3.4所示。中国各省之间从业人员数量的差异,一方面反映了医疗卫生行业发展规模上的差距,另一方面也体现出各省、市、自治区居民在享有医疗卫生服务上的差距。我国医疗卫生人员资源特别是优质医疗卫生人员资源有限且分布不平衡,也是造成目前普遍存在的"看病难"的问题的重要原因之一。

3.1.2.2　医疗卫生行业就业吸纳能力分析

就业是民生之本,近年来,中国面临的就业压力十分沉重,就业在一定意义上成为制约中国经济社会协调发展的瓶颈问题之一。而要促进就业就必须着眼于产业发展,就目前而言,要继续提高各产业的就业容量,不仅需要通过发展产业本身来增加就业机会,更为重要的是,需要通过政府干预和引导,来充分发掘和利用产业内部潜在的就业机会。

在当今成熟的市场经济国家,医疗卫生行业已经发展为国民经济重要产业,发达国家医疗卫生总费用占国民生产总值的比重一般达到8%,卫生与社会服务(包括社会保障与社会福利业)的就业比重一般在10%左右。而在2004年末,中国卫生、社会保障和社会福利业单位就业人数比重仅占中国全部单位就业人员数的2.6%,如果从全部就业人员的角度看,这一比例就更低了。与发达国家比,就业比重具有的较大差距,一方面说明了中国医疗卫生行业发展还比较落后,同时也表明中国医疗卫生行业在吸纳就业方面还有着很大的发展潜力。可以预期,随着全面小康社会建设的逐步深入,人们收入水平的不断提高以及医疗卫生体制改革步伐的加快,人民群众对医疗卫生服务的需求会逐步增加,医疗卫生行业会得到快速发展,其吸纳劳动力的能力也会得到明显提高。而且,医疗卫生行业的发展还可以有力地拉动例如医疗保险、医药产业等其他相关产业的发展,进而增加这些产业的就业需求。

党的十六大提出了全面建设小康社会的新的伟大战略目标——在21世纪头20年,集中力量,全面建设惠及十几亿人口的更高水平的小康社会,使经济更加发展、民主更加健全、科教更加进步、文化更加繁荣、社会更加和谐、人民生活更加殷实。全面提高城乡居民的医疗保健水平及全民族的健康素质是全面建设小康社会的重要目标之一,这将对医疗卫生行业提出加快发展的要求,而医疗卫生行业的快速发展必然要带来相应就业人数的增长。因此,我们可以通过实现全面小康建设标准下的医疗卫生行业就业容量的简单测算结果来粗略地衡量中国医疗卫生行业在未来十几年所蕴涵的就业增长潜力。

测算采取如下步骤:首先,我们需要确定的指标是达到全面小康建设标准所需要的医生数;然后,确定护士数和管理、后勤人员数,这样一来就可以粗略估算出达到全面小康水平的医疗卫生行业的从业人员数量。

在全面小康社会建设的评价指标体系中,每千人拥有的医生数是一个非常重要的指标。但从相关研究看,学术界和政府部门对此指标的评价标准还有着不同的看法。其中具有代表性的有:中央政策研究室提出的 2020 年全面建设小康社会的 10 项指标中每千人医生数为 2.8 人;国家发展改革委员会宏观经济研究院"全面小康的目标与任务"课题组提出的全面小康社会建设的指标体系中每千人拥有的医生数在 2020 年要达到 3.0 人;贺铿提出的标准为 2020 年每千人医生数达到 2.7 人[1]。在研究中,我们取每千人医生数为上述三者的中间值 2.8 人。

为了分析上的简便,我们假定中国人口仍然维持在 2004 年的 129988 万人不变。那么,中国要达到全面小康社会标准的话,共需要医生的人数为 363.96 万人。进一步,按照世界银行发布的《1993 年世界发展状况》报告中指出,医生同护士的比例应该达到 1:2 或 1:4[2]。我们根据低的标准 1:2 计算,全国共需要护士的数量为 727.93 万人,二者合起来为 1091.89 万人。而如果按照 1:4 的比例推算的话,这一数量就更加庞大了。也就是说,要想达到全面小康社会标准,中国共需要的医生和护士的人数至少超过 1000 万人,而且,这一数字仅仅是医生和护士的需求数量。

如果再加上行政和工勤人员的话,医疗卫生行业的人员需求量大约为 1516.2 万人(依据卫生部颁布的《综合医院组织编制原则(草案)》,行政和工

---

①　贺铿:《关于小康社会的统计评价标准和监测方法探讨》,《统计研究》2003 年第 4 期。

②　戴雪梅:《就业发展,基于教育和医疗卫生业的对策研究》,《毛泽东邓小平理论研究》2006 年第 6 期。

勤人员占总编制的 28% 左右)。与经济普查的 2004 年末医疗卫生行业从业人员数的 500 多万左右相比,在未来的十几年里,医疗卫生行业至少还可以吸纳近 1000 万人,而且这一数字还是在假定中国总人口数保持 2004 年水平,相关标准定在较低水平上做出的测算。由此,我们可以得出结论,中国医疗卫生行业在就业方面存在着巨大潜力,是未来十几年里中国吸纳就业的重要行业部门之一。

3.2　地区医疗卫生行业的财政支持现状与差异

对医疗卫生的投入是一国政府不可推卸的责任,政府卫生支出关系到一国或地区医疗卫生服务的可及性和国民享受医疗卫生服务的公平性,公共医疗卫生支出历来是各国政府财政预算必要的项目之一。目前,许多发达国家医疗卫生总费用的增长都超过了其经济系统中其他商品和服务支出的增长,政府公共卫生支出的增长更是迅速。近年来,随着经济实力的不断增长,中国用于医疗卫生领域的财政支出也在逐年增长。政府预算卫生支出作为卫生行业收入的重要来源,对各类卫生机构发展产生了重要的影响,极大地促进了中国医疗卫生行业的发展。但是,用公共财政的眼光看,中国医疗卫生财政支出的增长仍不足支撑中国居民对医疗卫生服务需求日益提高的需求,政府卫生投入方面仍有不少的问题需要我们去深入思考和剖析,而第一次全国经济普查恰好为我们分析这一问题提供了数据支持。

3.2.1　地区医疗卫生行业财政支持的初步分析

3.2.1.1　财政支出比重的波动程度最大

从第一次全国经济普查的数据资料可以看出,在医疗卫生机构的收入结构方面,各地区之间还存在较大的差异。为了比较各地区财政拨款比重在各地区中差异程度在所有收入结构变量中的情况,我们计算了各收入结构变量的变异系数。某一收入结构变量的变异系数大,则说明地区之间该收入结构变量的波动程度高,即地区之间的该收入结构变量的差异大。各地区的主要收入结构变量的变异系数如表 3.5 所示。

由表 3.5 可以看出,在中国地区医疗卫生行业收入结构中,财政拨款比重的变异系数最大,为 0.71;其次是营业收入,为 0.66,最小的是事业收入比重,

表 3.5 主要收入结构变量的变异系数对比表

单位:%

区域＼变量	财政拨款比重	事业收入比重	营业收入比重
全　国	0.71	0.14	0.66
东部地区	0.295	0.064	0.546
中部地区	0.35	0.063	0.531
西部地区	0.655	0.178	0.768

为 0.14。由此可以判断,从收入结构角度看,在全国 31 个省、市、自治区之间,财政拨款占医疗卫生行业收入比重的差别最大,事业收入的差别最小。这也从另外一个角度提示我们,卫生行业财政拨款这一变量蕴涵的信息最为丰富,也更值得我们去深入研究。

3.2.1.2 沿海地区财政支出占全国总额的比重相对较大

各地区事业卫生单位收入是由政府财政拨款、上级补助收入、事业收入及经营收入组成的,其中事业收入是事业卫生单位收入的主要来源。政府对各地区事业卫生单位财政拨款作为各地区卫生行业收入的重要组成部分在各省之间是不一样的,地区政府卫生财政拨款的差距较大。医疗卫生行业政府财政拨款最多的三个地区分别为广东省、北京市和山东省,它们的财政拨款额分别占全国医疗卫生行业财政拨款总额的 9.89％、7.77％和 5.88％。卫生事业财政拨款最少的是海南省、西藏自治区和宁夏自治区,它们的财政拨款额分别仅占全国医疗卫生行业财政拨款总额的 0.73％、0.70％和 0.65％。2004 年中国各地区的医疗卫生行业的财政拨款额如表 3.6 所示。

表 3.6 各省卫生单位财政收支状况统计表

地区	本年收入合计(千元)	财政拨款额(千元)	财政拨款额占本年收入的比重(％)	占全国医疗卫生财政拨款额的比重(％)
北　京	27375322	3390197	12.38	8.48
天　津	9441357	720164	7.628	1.80
河　北	14459964	1274835	8.816	3.19
山　西	6914447	1237376	17.9	3.09

续表

地区	本年收入合计(千元)	财政拨款额(千元)	财政拨款额占本年收入的比重(%)	占全国医疗卫生财政拨款额的比重(%)
内蒙古	4587862	1055359	23.0	2.64
辽　宁	14390240	1295213	9.001	3.24
吉　林	6844153	1209398	17.67	3.02
黑龙江	9626951	1520137	15.79	3.80
上　海	27946874	2180996	7.804	5.45
江　苏	34031812	2304240	6.771	5.76
浙　江	35287432	1884056	5.339	4.71
安　徽	11084434	1277758	11.53	3.19
福　建	12587657	1159673	9.213	2.90
江　西	8714364	950226	10.9	2.38
山　东	29487349	2563396	8.693	6.41
河　南	16072345	1546000	9.619	3.87
湖　北	14480700	1264753	8.734	3.16
湖　南	15420789	1060071	6.874	2.65
广　东	51940381	4312682	8.303	10.78
广　西	11051333	1184474	10.72	2.96
海　南	2169389	318466	14.68	0.80
重　庆	7233863	725205	10.03	1.81
四　川	16411258	1938675	11.81	4.85
贵　州	5455634	1052789	19.3	2.63
云　南	9906742	1847153	18.65	4.62
西　藏	523003	306955	58.69	0.77
陕　西	7052765	892131	12.65	2.23
甘　肃	4170113	902601	21.64	2.26
青　海	1475669	368863	25.0	0.92
宁　夏	1761904	281363	15.97	0.70
新　疆	7836149	1579757	20.16	3.95

资料来源:《中国经济普查年鉴——2004》,中国统计出版社 2006 年版。

3.2.1.3   相对贫困地区对政府财政支出的依赖程度大

政府对各地区事业卫生单位财政拨款是各地区卫生行业收入的重要组成部分,其占各省医疗卫生行业收入比重的不同,体现了政府对各地区卫生行业发展的预算支出倾斜及各地区对财政拨款的依赖程度。

第一次全国经济普查资料显示,在全国 31 个省、自治区和直辖市中,西藏自治区的财政拨款额占其行业收入的比重最高,为 58.13%,也就是说,西藏自治区的医疗卫生行业收入有将近 60% 来自于财政拨款。浙江省的比重最低,为 5.12%。总的来说,财政拨款占医疗卫生行业比重大的省,主要集中在经济欠发达的中西部地区,如青海省为 24.21%,甘肃省为 20.24%,新疆维吾尔自治区为 19.55%,贵州省为 18.69%,内蒙古自治区为 20.61%。这些地区的共同特点是,他们大多处于中国的中西部地区,经济欠发达。由此我们可以初步得出结论,在欠发达地区,医疗卫生行业收入比重中财政拨款所占比重相对较大,这与当地的经济发展水平较低有关。地区经济发展水平相对落后,居民收入水平低,个人的卫生投入能力受到抑制,因此,医疗卫生投入就更需要依靠政府的投入。相对应,财政拨款占医疗卫生行业收入比重较低的省多为东部经济发达地区,如浙江省为 5.21%,江苏省为 6.21%,广东省为 7.84%,上海市为 7.37%。这些地区的经济发展水平高,人均收入水平高,个人和社会便有能力将更多的资金用于医疗卫生投入,因此,医疗卫生行业发展对财政拨款依赖程度也就相对较低。

由上述分析可见,越是需要财力和物力支援的中西部地区,在医疗卫生行业财政拨款配置上越是缺乏;越是经济发达的东部地区,医疗卫生行业财政拨款配置上越是丰富。如果说东、中、西三个区域的医疗卫生财政拨款需求呈"正三角形",那么,2004 年这三个区域的医疗卫生财政拨款配置则呈"倒三角形"。可见,不管是东部区域医疗卫生财政拨款的倾斜,还是西部区域医疗卫生财政拨款的倾斜,都体现了中国在区域医疗卫生行业财政拨款方面的盲动性及非均衡性。在医疗卫生行业发展还在很大程度上受制于政府财政支持的今天,这种非均衡性必然要影响中西部区域医疗卫生行业发展的潜力和可持续性,最终会影响到区域经济社会的协调发展。

3.2.1.4   财政投入向医院倾斜,预防与公共卫生等部门投入偏低

全国第一次经济普查资料显示,财政投入在各类卫生机构分配的差异较

大。其中，医院的财政拨款额最多，为 249.14 亿元，占财政拨款额的57.14％；卫生院及社区医疗活动部门的财政拨款额为 57.13 亿元，占财政拨款额的 13.11％；疾病预防控制及防疫部门的财政拨款额为 58.97 亿元，占财政拨款额的 13.53％；其他卫生机构的财政拨款的比例为 16.25％。从财政投入的比重可以看出，财政投入更多地向医院倾斜，医院获取了政府财政拨款的一半以上，而在预防和公共卫生服务的财政投入则相对偏低，尽管卫生管理部门始终强调"预防第一"，但这一点并没有在财政安排上得到有效体现。此外，妇幼保健、计划生育部门所获得的财政投入也非常少。2004 年中国各类卫生机构的政府财政拨款情况如表 3.7 所示。

表 3.7　各类卫生机构政府财政拨款情况比较表

各类卫生机构	财政拨款（亿元）	比重（％）
卫　　生	436.05	100
医　　院	249.14	57.14
卫生院及社区医疗活动部门	57.13	13.11
门诊医疗活动部门	4.26	0.98
计划生育技术服务活动部门	21.24	4.87
妇幼保健活动部门	18.65	4.28
专科疾病防治活动部门	12.18	2.79
疾病预防控制及防疫活动部门	58.97	13.53
其他卫生活动部门	14.48	3.32

资料来源：《中国经济普查年鉴——2004》，中国统计出版社 2003 年版。

3.2.1.5　政府投入差距导致地区居民享受卫生服务的不平等

目前，在中国财政分级包干的大格局下，卫生财政投入主要来自于地方财政预算，中央调剂的比重很小。而随着地方经济发展和财政能力差距的扩大，地方政府卫生支出差距也在不断扩大。因此，地方财力雄厚的地区，政府投入大，居民享有的医疗卫生服务也较多，而财力薄弱的地区，财政投入少，卫生事业发展相对不足，居民享有的医疗卫生服务也就相对较少，公共医疗卫生服务保障程度也低，这种政府卫生投入上的差距直接导致了区域间居民享受医疗卫生服务的不平等。统计资料显示,从医疗服务量还是病床使用情况看,无论在城市还是农村,东部地区的医疗服务量和病床使用率均高于中西部地区。2004年,在人均治疗和住院人次方面,城镇医院中分地区差距最为明显,东部地区的诊疗人次分别是中西部地区的2.25倍和2.41倍,住院人数分别是中西部地区的1.56倍和1.80倍,西部地区与东部地区的差距更大。在乡镇卫生院,东、中、西部诊疗人次之比为1.59:1:1.82,中部地区的诊疗人次较少;东、中、西部住院人数之比为1.34:1.12:1,西部地区的住院人数较少。三个地区乡镇卫生院的病床使用率普遍较低。但东部地区的病床使用率明显高于中西部地区,中部地区的病床使用率较低,尤其是中部地区城镇医院的病床使用率过低,甚至低于西部地区。

经济增长理论表明,医疗卫生服务水平的高低不仅关系到社会成员的整体健康水平,而且还会通过人力资本等因素影响到经济发展,因此,加大各级政府对医疗卫生行业的财政投入无论对于居民健康还是经济增长都是至关重要的。

3.2.2 区域医疗卫生财政支持差异的实证检验

在初步分析了中国地区医疗卫生财政拨款特点的基础上,我们对中国不同区域之间的医疗卫生财政支出差异状况做实证检验。

区域的划分采用国务院开发办公室的标准将全国划分为东、中、西部三大地带。东部地区是经济最发达的地区,包括北京、天津、河北、辽宁、上海、江苏、浙江、福建、山东、广东、广西、海南12个省、市。中部地区包括山西、内蒙古、吉林、黑龙江、安徽、江西、河南、湖北、湖南9个省。中部地区的省、市经济水平在我国31个省、市中处于中游。西部地区包括重庆、四川、贵州、云南、西藏、陕西、甘肃、青海、宁夏、新疆10个省、市、自治区,西部地区的省、市、自治区经济水平大多属于较为落后的水平。

3.2.2.1 医疗卫生财政拨款的规模差异的检验

为了对东部、中部和西部地区医疗卫生行业财政拨款的规模差异做显著性检验。我们提出如下假设:

原假设 H_0:$\mu_{东部} = \mu_{西部} = \mu_{中部}$;

备择假设 H_1:$\mu_{东部}$,$\mu_{中部}$ 和 $\mu_{西部}$ 不全相等。

这里,$\mu_{东部}$,$\mu_{中部}$ 和 $\mu_{西部}$ 分别为东部、中部和西部区域中各省、自治区和直辖市的卫生行业财政拨款额的总体均值。

在检验中,我们取显著性水平 $\alpha = 0.05$,并利月 SPSS 软件进行单因素方差分析,检验结果如表 3.8 所示。

表 3.8　医疗卫生行业财政拨款规模的单因素方差检验表

分组	观测数	均值	方差		
东部	11	1945811	1178952		
中部	8	1258215	203112		
西部	12	1011277	561246		
差异来源	平方和	自由度	均方	F	p 值
组内	5E+12	2	2.625E+12		
组间	2E+13	28	6.305E+11	4.163	0.026
总和	2E+13	30			

由表 3.8 可以看出,p 值＝0.026 小于显著性水平 0.05,故拒绝原假设。也就是说,在显著性水平 0.05 的情况下,我们可以认为,中国东、中和西部地区在医疗卫生财政支出规模上存在显著性差异。

进一步,从东、中和西部地区的医疗卫生行业财政拨款规模的均值大小看,东部地区最大、中部地区次之、西部地区最小。那么从统计角度看,三者是否存在递减的趋势呢? 我们对此进行假设检验。

首先做如下假设:

$H_0: M_1 = M_2 = M_3$

$H_1: M_1 \leqslant M_2 \leqslant M_3$

这里, M_1 、 M_2 、 M_3 分别为西部、中部和东部地区中各省、市、自治区医疗卫生财政拨款额的中位数。

检验采用非参数统计中的 Jonkheere-Terpstra 检验:

首先,设 U_{ij} =样本 i 中观察值小于样本 j 观察值的对数＝#($X_{ik} < X_{jl}$, $k = 1,2,\cdots,n_i$, $l = 1,2,\cdots,n_j$),这里 X_{ij} 为第 i 个样本的第 j 个观察值, $i = 1,2,3$ 。然后,对所有的 U_{ij} 在 $i < j$ 的范围内求和,就得到了 Jonkheere-Terpstra 统计量:

$$J = \sum_{i<j} U_{ij} \tag{3.2}$$

对中国东部、中部和西部地区医疗卫生行业财政拨款额数据进行比较,我们得到 $U_{12}=68$,$U_{23}=69$,$U_{13}=92$ 以及 $J=229$。

由于样本较大,我们无法获得精确分布的临界值,故我们采取正态近似:

$$Z = \frac{J - (N^2 - \sum_{i=1}^{k} n_i^2)/4}{\sqrt{[N^2(2N+3) - \sum_{i=1}^{k} n_i^2(2n+3)]/72}} \tag{3.3}$$

由中心极限定理可知,当 $\min_i\{n_i\} \to \infty$ 时,$Z \to N(0,1)$。

利用上面的正态近似统计量(3.3),得到 $Z = 5.966$,进而得到 p 值为 0.00001,小于显著性水平 0.05。因此,可以在显著性水平 $\alpha = 0.05$ 下拒绝原假设。也就是说,中国西部、中部和东部三个区域的医疗卫生财政拨款的确有上升趋势。

通过统计检验,我们得出结论:中国西、中和东部地区在政府卫生投入方面存在显著差异,三者依次递增。中西部地区政府卫生投入明显低于东部地区,其中一个最主要的原因是,中央政府承担的卫生支出过少,地方政府的卫生支出过大,这样的财政分权显然不利于中国卫生行业的发展,同时也加剧了地区医疗卫生行业发展的结构失衡。特别在我国实行分税制改革以后,地方财政的实力大为削弱而且地区差距非常大。经济发展水平相对较低的中西部地区财政收入和财政支出规模偏低,因此地方卫生支出的绝对数必然要低于东部地区。而且,由于卫生服务投入大、产出小,地方财政困难的地区,为了加快本地区的经济发展,往往更重视生产性财政支出,轻视非生产性财政支出,他们没有兴趣也没有能力去提供更多的卫生财政支出,这也是造成中西部地区地方卫生支出规模偏低的重要原因之一。

3.2.2.2　人均医疗卫生财政拨款规模差异的检验

现在对东部、中部和西部的人均医疗卫生财政拨款规模是否具有显著性差异进行检验。各地区2004年人均医疗卫生行业财政拨款额如表3.9所示。

在检验中,我们提出了如下假设:

原假设 H_0:$\mu_{东部} = \mu_{西部} = \mu_{中部}$;

备择假设 H_1:$\mu_{东部}$,$\mu_{中部}$ 和 $\mu_{西部}$ 不全相等。

表 3.9　各省份人均医疗卫生行业财政拨款表

单位：千元

地　区	财政拨款	人均财政拨款	地　区	财政拨款	人均财政拨款
北　京	3390197	2270.73	湖　北	1264753	210.23
天　津	720164	703.29	湖　南	1060071	158.27
河　北	1274835	187.23	广　东	4312682	519.35
山　西	1237376	371.03	广　西	1184474	242.27
内蒙古	1055359	442.68	海　南	318466	389.32
辽　宁	1295213	307.14	重　庆	725205	232.29
吉　林	1209398	446.44	四　川	1938675	222.20
黑龙江	1520137	398.25	贵　州	1052789	269.67
上　海	2180996	1252.01	云　南	1847153	418.38
江　苏	2304240	310.00	西　藏	306955	1120.27
浙　江	1884056	399.16	陕　西	892131	240.79
安　徽	1277758	197.76	甘　肃	902601	344.64
福　建	1159673	330.30	青　海	368863	684.35
江　西	950226	221.81	宁　夏	281363	478.51
山　东	2563396	279.24	新　疆	1579757	804.77
河　南	1546000	159.10			

资料来源：《中国经济普查年鉴——2004》，中国统计出版社 2006 年版。

　　这里，$\mu_{东部}$，$\mu_{中部}$ 和 $\mu_{西部}$ 分别为东部、中部和西部地区各省、自治区和直辖市的人均医疗卫生行业财政拨款额的均值。

　　在检验中，我们取显著性水平 $\alpha = 0.05$，利用 SPSS 软件进行单因素方差分析，检验结果如表 3.10 所示。

表 3.10　医疗卫生人均财政支出规模的单因素方差检验

分组	观测数	均值	方差		
东部	11	631.6	613.32		
中部	8	270.36	115.68		
西部	12	458.4	279.75		
差异来源	平方和	自由度	均方	F	p 值
组内	607715	2	303857	1.781	0.187
组间	4777193	28	170635		
总和	5385509	30			

　　通过检验结果可以看出,p 值＝0.187 大于显著性水平 0.05,故在 5% 的显著性水平下没有充分理由拒绝原假设。也就是说,中国东、中和西部地区在人均医疗卫生行业财政支出规模上并不存在显著性差异。

　　由于东部、中部和西部在人均医疗卫生财政支出上不存在显著性差异只是说明三个区域从整体上看在人均医疗卫生财政支出上不存在显著差异,但不代表两两区域之间不存在显著差异。从人均医疗卫生财政支出的均值水平看,东部地区人均支出最高,为 631.6 元/人,西部地区次之,为 458.4 元/人,中部地区最低,为 270.36 元/人。很可能出现东部与中部地区存在明显差异,而中部与西部地区的人均医疗卫生行业财政支出上不存在明显差异的情况。

　　为此,我们首先对东部地区和中部地区在人均医疗卫生财政支出上是否存在差异做假设检验:

　　原假设 H_0：$\mu_{东部} = \mu_{中部}$；

　　备择假设 H_1：$\mu_{东部}$ 与 $\mu_{中部}$ 不相等。

　　我们使用统计量：

$$t = \frac{\overline{X}_1 - \overline{X}_2}{S_k \sqrt{\dfrac{1}{n_1} + \dfrac{1}{n_2}}}$$

　　其中, $S_k = \sqrt{\dfrac{(n_1-1)S_1^2 + (n_2-1)S_2^2}{n_1 + n_2 - 2}}$ 。n_1 和 n_2 分别为两个样本容量。S_1^2 和 S_2^2 分别为样本标准差。

　　由 SPSS 软件,得到 t 统计量的值为 1.893,自由度为 10.95,p 值为 0.085,大于显著性水平 0.05,因此,在 5% 的显著性水平下,可以判断东部和中部地区人均医疗卫生财政支出不存在显著差异。

　　我们再对中部地区和西部地区人均医疗卫生行业财政支出是否存在显著性差异做假设检验:

　　原假设 H_0：$\mu_{西部} = \mu_{中部}$；

　　备择假设 H_1：$\mu_{西部}$ 与 $\mu_{中部}$ 不全相等。

　　由 SPSS 软件,得到 t 统计量的值为 2.077,自由度为 15.739,p 值为 0.055,大于显著性水平 0.05,因此,在 5% 的显著性水平下,可以判断中部和西部地区的人均医疗卫生行业财政支出不存在显著差异。

3.2.2.3 对实证结果的讨论

假设检验的结果表明,实证结果与我们一般的看法存在着较大的差异。通常,我们认为,东部地区由于经济整体实力强,因此,人均医疗卫生财政支出会明显地高于中部和西部地区,但假设检验结果表明,这一结论并没有得到数据的支持。东、中和西部地区在人均医疗卫生行业的财政支出方面并不存在明显差异。区域之间平均值的差异主要是由于部分省、直辖市和自治区的人均医疗卫生财政支出偏高造成的,从整体上看,并不存在显著性差异。2004年,中国人均财政支出偏高的地区只有四个。其中,北京市的人均医疗卫生财政支出为 2270.73 元,上海市为 1252.01 元,西藏自治区为 1120.27 元,新疆自治区为 804.77 元,除了上述地区外,其他地区的人均医疗卫生行业财政支出相差的并不明显。因此,从统计意义的角度看,中国东、中西部地区在医疗卫生行业财政支出方面的差异主要表现为财政支出规模的差异,而不在于人均规模上的差异。

尽管在人均财政投入上各区域之间差异并不明显,但由于西部地区人口基数比较低,故其财政投资总额相对较少。第一次全国经济普查数据提供了各类卫生机构的资产情况,从资产分布状况我们可以对卫生机构投入额的要求有一个较为清楚的认识。统计数据表明,在整个卫生行业中资产规模在 50 万元及以下的单位主要由门诊医疗活动部门构成;资产规模在 50 万~100 万元之间的单位主要由医院和门诊医疗活动部门构成,而资产规模在 100 万~500 万元、500 万~1000 万元、1000 万~5000 万元、5000 万~1 亿元以及资产规模在 1 亿元以上的卫生单位都主要由医院构成。从这些数据可以看出,在最能体现医疗卫生水平的医院方面,对于投入额的要求是较高的,中西部地区在财政拨款总额上的不足,必然导致最能体现居民所享受医疗卫生服务水平的高端的医疗卫生机构数量少。而且,由于中西部地区地域辽阔,故单位土地面积拥有的投资额和卫生资源数量远远低于全国平均水平,也远低于东部地区。2002 年,卫生部对全国农村 114 个贫困县(其中相当部分集中于西部)的卫生保健调查显示,贫困地区重点妇女患病率明显高于全国平均水平,在 3~5.4 倍之间,儿童健康检查率只有 14.4%,"四苗计划"免疫覆盖率在 26%~99% 之间,孕产妇死亡、婴儿死亡率明显高于全国平均水平。而且,与全国相比,西部地区人口死亡率更高,人均预期寿命更低。全国平均预期寿命最低的 8 个省全部在西部地区,人口预期寿命不到 60 岁。

　　卫生总费用通常由政府预算卫生支出、社会卫生支出和个人现金卫生支出三部分组成。中国 1990～2005 年卫生总费用构成情况如表 3.11 所示。

表 3.11　中国 1990～2005 年卫生总费用构成情况

年　份	政府预算卫生支出所占比重(%)	社会卫生支出所占比重(%)	个人现金卫生支出所占比重(%)
1990	25.1	39.2	35.7
1991	22.8	39.7	37.5
1992	20.8	39.3	39.8
1993	19.7	38.1	42.2
1994	19.4	36.6	43.9
1995	18.0	35.6	46.4
1996	17.0	32.3	50.6
1997	16.4	30.8	52.8
1998	16.0	29.1	54.8
1999	15.8	28.3	55.9
2000	15.5	25.6	59.0
2001	15.9	24.1	60.0
2002	15.2	26.5	58.3
2003	17.2	27.3	55.3
2004	17.0	29.3	53.6
2005	17.9	29.9	52.5

资料来源:《中国统计年鉴》(1991～2006)。

　　由表 3.11 可以看出,近些年来,我国卫生总费用虽然在不断增长,但财政性卫生支出预算、社会卫生支出(主要来自社会医疗保险)的比重却没有相应增加,反而呈现下降趋势。中国的卫生总费用的构成整体上呈现出"两降一升"的局面,即政府卫生投入和社会卫生投入占卫生总费用的比重持续下降,个人卫生支付的卫生费用占卫生总费用的比重持续上升,甚至超过了 50%。假定卫生总费用为 100,则政府财政预算、社会卫生支出、个人现金卫生支出的比例,1980 年为 36:43:21,而 2004 年为 17:29:54。尤其是自 1995 年起,中国个人卫生支出占卫生总费用中的比重超过了 50%,且持续上升、居高不下,

2000 年后多数年份稳定在 60% 左右。这些变化一方面体现了费用分担的原则，这与我国城市医疗制度改革、居民纯收入增加和健康意识的提高有关；另一方面也反映由于个人支出增长速度过快，超过了收入增长速度，使居民的卫生费用负担加重。政府对卫生事业的财政投入力度相对不足，比例不合理，必然会影响到居民特别是低收入人群享受医疗保健服务的公平性和可及性，公共卫生服务的均等化已经成为我国和谐社会发展迫切需要解决的问题。对国家财政支持与医疗领域公平的关系，发达国家的经济学家进行了诸多探讨。Arrow(1963)认为政府对医疗服务的支持和干预，一个经典的解释是医疗领域中的不确定性和政府在医疗卫生领域应发挥主要作用。世界银行(1997)指出，即使在最为崇尚经济自由化、市场化的美国也强调，医疗卫生领域是不能听凭市场来调节的领域。

更值得我们注意的是，中国卫生的公共投入水平偏低，私人投入偏高。根据世界卫生组织的分类，卫生总费用包括公共投入和私人投入两个部分。其中，公共投入包括政府卫生投入、社会保障投入和国际援助；私人投入包括个人现金卫生投入、私人健康保险、私营企业卫生投入、乡村集体经济投入和医疗机构预算外基本建设投入。统计资料表明，目前中国的公共投入份额不仅远低于发达国家(以 OECD 国家为代表)的平均水平，仅接近公共投入较低的三个成员国韩国、墨西哥和美国 20 世纪 90 年代初的水平。而且与中等发展国家(以人文发展指数为划分标准)相比，中国卫生总费用的公共投入部分也是比较低的。根据 WHO(2004)提供的数据，中国在卫生中的公共投入份额低于社会经济发展水平相当的中等发展国家的平均数。

3.2.3 区域内医疗卫生财政支持差异的测度

在考察了区域间医疗卫生财政支持差异的基础上，我们进一步考察区域内各省、市、自治区之间医疗卫生财政支持的差异。

3.2.3.1 测度工具

本书采用泰尔指数来测度东部、中部和西部三大区域内部各省、市、自治区之间医疗卫生财政支出分布的差异。泰尔指数，简称 TI，最初是用来考察人口和其相对应的收入是否匹配来判断资源分布的公平性。一般认为，如果每个人的收入都是一样时，此时收入的分配是绝对公平的；而当部分人群占有比其人口比例更高的收入时，就会产生收入不公平现象。从统计学上讲，其实是这部分人口所占的收入偏离了平均值。如果每个人获得完全相同份额的收入,那意味着每个人的收入与均值的差值为 0。如果每个人份额不一样,则可以通过测算个体与均值的差异大小来计算不公平系数,偏离均数越大,泰尔指数越大。泰尔指数越大,表明收入分配越不公平。泰尔指数也常被用于测度财政支出等经济指标分布的公平性。

泰尔指数的具体计算公式如下:

$$T_k = \sum_{i=1}^{n} \frac{n_i}{n_E} \times \ln(\frac{n_i}{n_E} / \frac{X_i}{X_E}) \tag{3.4}$$

$$T_M = \sum_{i=1}^{n} \frac{n_i}{n_M} \times \ln(\frac{n_i}{n_M} / \frac{X_i}{X_M}) \tag{3.5}$$

$$T_w = \sum_{i=1}^{n} \frac{n_i}{n_w} \times \ln(\frac{n_i}{n_w} / \frac{X_i}{X_w}) \tag{3.6}$$

$$T = n_E \times T_E + n_M \times T_M \times n_w T_w \tag{3.7}$$

其中,n_i 为第 i 省的人口占全国人口的比例。n_E、n_M 和 n_w 分别代表东、中和西部地区的人口总额占全国总人口的比例。X_i 为第 i 省医疗卫生财政支出占全国医疗卫生财政支出的比例。X_E、X_M 和 X_w 分别代表东、中和西部地区医疗卫生财政支出额占全国医疗卫生财政支出总额的比例。

3.2.3.2　区域内医疗卫生财政支出分布公平性分析

泰尔指数的大小反映了所考察范围内各地区财政卫生分布差异性的大小。我们利用第一次全国经济普查资料获得的各省医疗卫生财政支出及人口数来计算以人口为权重的医疗卫生财政支出泰尔指数。计算结果显示,2004年,东部地区的泰尔指数为 0.38,西部地区为 0.089,中部地区为 0.072。在三大区域中,中部地区的泰尔指数最低表明,相对而言,中部地区各省之间的医疗卫生财政支出较为公平。东部地区的泰尔指数最高,表明相对于中部和西部来说,东部各省(市)之间财政卫生支出分布不公平性表现较为明显,这也从一个侧面反映了东部各省(市)之间经济发展程度差异较大,各省财政对卫生支持的差异也相对较大。越是经济发达的地区,越是以较少的人口占有较多的财政卫生支出,这从一定程度上加剧了财政卫生支出相对于人口的不公平性。西部地区的泰尔指数介于东部和中部之间。2004年,西部地区财政卫生支出分布差异尽管远低于东部,但只略高于中部地区,地区内部医疗卫生财政支持的省际差异不是很大。

　　综上所述，基于人口为权重的泰尔指数分析表明，在中国的三大区域中，东部地区的医疗卫生财政支出公平性最差，中西部地区则相差不大，相对于东部地区来说医疗卫生的财政支出分布的较为公平。

　　事实上，有很多因素能够影响政府对医疗卫生资源的配置，其中地区的经济发展水平不同是最为重要的影响因素之一。为此，我们再以各省、市、自治区的 GDP 为权重代替人口权重计算泰尔指数，并以此考察区域医疗卫生财政分配与各地区经济发展水平之间的匹配情况。计算结果显示，与以人口为权重的泰尔指数相比，各区域的以 GDP 为权重的泰尔指数都明显减小，这表明三大区域对医疗卫生的财政支持力度相对于本地经济发展水平来说更为公平。对于全国的泰尔指数来讲，也有以 GDP 为权重的泰尔指数小于以人口为权重的泰尔指数的结论（黄小平、方齐云，2008）。

　　由于区域内各省、市、自治区经济发展水平不可能没有差距，因而财政卫生支出的差异仍然会存在，不可能追求绝对平衡的发展。但是，这种差异长时期地存在或扩大必然会影响区域的和谐发展。为缩小医疗卫生财政支出的区域内差异，实现医疗卫生筹资的公平。我们认为，一方面应加大医疗卫生的财政卫生支出力度，调整财政卫生支出结构，缩小公共卫生支出的差距；另一方面，医疗卫生财政支出政策应着力于缩小东部地区内部省际之间的差距，同时国家财政应加大对中部地区各省的财政卫生支出，扭转经济越发达地区拥有的财政卫生资源越高的不公平局面。对于西部地区，国家财政已经重视对其医疗卫生的支持，所以，缩小西部地区财政卫生支出差异，使之趋于公平，目前首要的任务是加快西部各省、市、自治区的经济发展，尽快缩小西部各省、市、自治区的经济发展差异。

3.3　地区卫生单位获利能力和获利水平的现状与差异

　　虽然目前中国的医疗卫生机构还不具有完全从市场获得自我发展的资源和维持自身的生存和发展的能力，还需要有公共财政资源的支持。但增强供应者的实力，使其获得日益增长的收益，实现技术进步，支持产业的发展，依然是医疗卫生行业面临的重要任务之一。医疗卫生机构与其他产业中的企业一样,也应该以尽可能低的成本和价格向社会和消费者提供产品和服务,也要不断地提高产品或服务的质量,不断地为消费者提供新的服务品种。也就是说,提高效率也是医疗卫生机构必须追求的目标。而且,医疗卫生行业中的许多服务项目都有可能采取商业化手段进行经营和管理,消费者对有些服务项目的选择是有价格弹性的。

通过第一次全国经济普查资料的分析我们发现,伴随着中国医疗卫生行业的市场化,企业卫生单位的增加,各企业卫生单位都面临着严峻的竞争,它们在综合获利能力方面还存在着较大的差异,而这些差异的存在必然会在一定程度上限制医疗卫生企业的自我发展。

为了评价各省、自治区和直辖市企业卫生单位的综合获利能力上的差异,我们利用第一次全国经济普查提供的财务指标建立了以综合获利能力为核心的医疗卫生行业企业财务指标体系,进而分析各省、自治区和直辖市企业卫生单位的综合获利能力。在分析中,我们分别用资产总额衡量卫生行业资产规模和竞争实力,用资本金利润率衡量投资者投入资本金的获利能力,用营业利润率衡量企业营业收入的获利水平,并以这三个指标共同体现各省、自治区和直辖市的医疗卫生行业的综合获利能力。

上述指标虽然能从不同的角度反映医疗卫生行业的综合获利能力,但由于指标间具有复杂的相关关系,我们难以直接评价中国省、自治区和直辖市医疗卫生行业的综合获利能力。这就需要有一种统计方法,能够把各项指标归纳为一项或多项综合指标,而因子分析恰好就具有这样的功能。因子分析法在评价各地区医疗卫生行业的企业综合获利能力方面比使用单一的平均指标更加直观、全面。

3.3.1　因子分析的基本思路

目前,国内外常用的综合评价企业竞争力的方法有:加权平均法、模糊决策综合评判法、数据包络综合评判法以及数理统计分析法等。加权平均法、模糊决策综合评判法、数据包络综合评判法等方法有一个共同的缺陷,即各评价要素的权重的确定比较困难,较多采用主观方法来确定,这样使得评价结果很难具有客观合理性。而因子分析模型中各综合因子的权数是根据综合因子的方差贡献率来确定,方差越大的变量越重要,避免了人为的确定权数,减少了随意性,加大客观合理性。

因子分析法是通过研究多个指标相关矩阵的内部依赖关系,找出控制所有变量的少数公因子,将每个指标变量表示成公因子的线性组合,以再现原始变量与因子之间的相关关系,其目的是寻求变量基本结构,简化观测系统,减少变量维数,用少数的变量来解释所研究的复杂问题。也就是说,利用因子分析技术,可以从决定企业竞争能力的多个指标之中提炼出更少的公共因子,帮助企业在有限资源状况下聚焦于主要指标,以更小的成本获得更大的利益。

3.3.2　综合评价的因子分析数学模型

3.3.2.1　建立 X_i 与公共因子 F_1,F_2,$\cdots$,F_m 和特殊因子的关系式

因子分析的目的是用个数较少的潜在变量即公共因子(记为 F_1,F_2,$\cdots$,F_m)来代替原来众多变量 X_i($i=1,2,\cdots,p$),用这些公共因子来反映原来众多变量的大部分信息。

通常把每个变量表示成公共因子的线性函数与特殊因子之和,即:

$X_i = a_{i1}F_1 + a_{i2}F_2 + \cdots + a_{im}F_m + \varepsilon_i$,($i=1,2,\cdots,p$),其中,ε_i 称为 X_i 的特殊因子。

用矩阵形式表示: $X^T = AF + E$。其中,$F = (F_1,F_2,\cdots,F_m)^T$,$E = (\varepsilon_1,\varepsilon_2,\cdots,\varepsilon_P)^T$,$A = (a_{ij})_{p\times m}$ 为因子载荷矩阵,a_{ij} 是第 i 个变量在第 j 个因子上的负荷。且满足:

① $m \leqslant p$;

② $Cov(F,E) = 0$,即公共因子与特殊因子是不相关的;

③ $D(F) = I_m$,即各公共因子不相关且方差为 1;

④ $D(\varepsilon) = \begin{pmatrix} \sigma_1^2 & 0 & \cdots & 0 \\ 0 & \sigma_2^2 & \cdots & 0 \\ \vdots & \vdots & \vdots & \vdots \\ 0 & 0 & 0 & \sigma_p^2 \end{pmatrix}$,即各个特殊因子不相关,但方差不要求相等。

3.3.2.2　计算各地区的企业获利能力评价指标的样本相关系数矩阵 R,以及 R 的特征值和特征向量

样本相关系数矩阵 $R = (r_{ij})_{p\times p} = \frac{1}{n}X^T X$,$R$ 的特征方程为 $|R - \lambda I| = 0$,从中可求得 R 的特征值 λ_i($\lambda_1 \geqslant \lambda_2 \geqslant \cdots \geqslant \lambda_p \geqslant 0$)和对应的特征向量

u_i（$i=1,2,\cdots,p$）。

3.3.2.3　确定公共因子的个数 m

计算因子 F_i 对 X 的方差贡献率 a_i，前 i 个公共因子的累计方差贡献率为 $\sum\limits_{i=1}^{j} a_i$。

公共因子的个数 m 一般按以下方法确定：前 m 个公共因子的累计方差贡献率达到一定要求，通常为 $\sum\limits_{i=1}^{j} a_i > 85\%$。

3.3.2.4　计算因子载荷矩阵 A，解释因子的含义

利用主成分方法求得 $A=(\sqrt{\lambda_1}u_1,\sqrt{\lambda_2}u_2,\cdots,\sqrt{\lambda_m}u_m)$，从中可以解释因子的含义。由于建立因子分析模型的目的不仅要找出公共因子以及对变量进行分组，更重要的是要知道每个公共因子的意义，以便对实际问题作出科学的分析，因此，如果因子的意义不是很明显，则将实施因子旋转，以便于对公共因子进行解释。因子旋转通常采用方差最大正交法，方差最大正交法使得旋转后的因子载荷矩阵的每一列元素的方差之和达到最大。

3.3.2.5　计算因子得分和因子综合得分

由于因子得分函数方程中的个数小于变量的个数，因此，不能精确计算出因子得分，只能对因子得分进行估计。本书采用汤姆森回归估计法，通过假定 m 个公共因子可以对 X_i（$i=1,2,\cdots,p$）作回归，由最小二乘估计，求得因子得分 $\hat{F}=A^T R^{-1} X^T$。

3.3.2.6　综合评价

利用因子得分和因子综合得分对企业获利能力进行综合排名和比较分析。

3.3.3　分析结果及讨论

在因子分析中，我们以医疗卫生行业企业的资产总额、资本金利润率及营业利润率为分析变量，利用主成分方法提取公共因子。为获得三个变量的全部信息，提取三个公共因子并对因子载荷矩阵实施方差最大化正交旋转。三个公共因子 F_1、F_2 和 F_3 的累积方差贡献率为 100%，其中，公因子 F_1 对营业利润率的解释程度最高，因子载荷为 0.915，公因子 F_2 对资产总额的解释程度最高，因子载荷为 0.998，公因子 F_3 对资本金利润率的解释程度最高，因子

载荷为 0.906,由此可见,三个公共因子对三个变量的解释程度足够高。

根据表 3.10 的数据,借助 SPSS 软件,利用因子分析过程,采用汤姆森回归估计法得分过程,我们得到三个因子得分结果如表 3.12 所示。

由表 3.12 可以看出,在全国 31 个省、市、自治区中,福建省在第一个因子上的得分最高,这与该省 2004 年企业卫生机构营业利润率最高相一致,营业利润率为 0.3194,即获利水平在全国最高,这表明福建省企业卫生机构经营效益较好。

贵州省在第一个因子上的得分最小,这与该省 2004 年企业卫生机构营业利润率最小一致,该省的企业营业利润率是 -0.08841,为负值,由此可见,贵州省企业卫生机构经营不善,年度营业亏损较大,应逐步调整其经营战略,提高经营效益。

广东省在第二个因子上的得分最高,这与该省 2004 年企业卫生机构资产规模最大一致,其卫生机构资产总额为 6154434 千元,这表明广东省企业卫生机构在全国具有很强的竞争实力,但广东省在其他两个因子上的得分并不高,可见,广东省雄厚的资产规模并未与其经营业绩成正比。

西藏自治区在第二个因子上的得分最小,这与该自治区 2004 年企业卫生机构资产规模最小相一致,其资产为 8954 千元,因此,西藏自治区企业卫生机构应进一步加大资产规模,以增强未来的竞争实力。西藏自治区在第三个因子上的得分最高,这与该自治区 2004 年企业卫生机构资本金利润率最大相一致,其资本金利润为 0.29251,这表明,西藏自治区的企业卫生机构的资产规模虽然小,但其利用现有资本金获利的能力却很强。

河北省在第三个因子上的得分最低,这与该省 2004 年企业卫生机构资本金利润率最小相一致,其资本金利润率为 -0.09714,这表明,河北省的企业卫生机构利用现有资本金获利的能力较差。

为了进一步评价中国各省、自治区和直辖市的医疗卫生行业的企业综合获利能力,我们以三个因子的方差贡献率为权重,加权计算 31 个省、自治区和直辖市的综合获利能力得分 F:

$$F = 0.33662 F_1 + 0.33435 F_2 + 0.32943 F_3 \tag{3.8}$$

按照(3.8)式计算出各省的医疗卫生行业综合获利能力并将结果排序,计算及排序结果如表 3.12 所示。

表 3.12　各省综合获利能力指标及因子分析结果表

名称	资本金利润率	营业利润率	资产（千元）	F_1	F_2	F_3	F
贵　州	−0.06539	−0.08841	414662	−1.70394	−0.74544	−0.34031	−0.93424
甘　肃	−0.05312	−0.05609	495084	−1.24874	−0.68808	−0.40679	−0.7839
重　庆	−0.04794	−0.02869	426494	−0.83298	−0.72987	−0.5309	−0.699
天　津	−0.06241	−0.00165	207221	−0.29764	−0.85855	−0.93685	−0.6958
新　疆	−0.08015	−0.02062	684979	−0.47559	−0.51683	−1.09978	−0.695
青　海	−0.01635	−0.01526	91162	−0.83374	−0.98741	−0.1283	−0.6527
山　西	−0.03519	−0.00657	508565	−0.54947	−0.67583	−0.51285	−0.5797
河　北	−0.09714	0.01098	1201064	0.1785	−0.12923	−1.63828	−0.5229
宁　夏	−0.00068	0.02738	174734	−0.23056	−0.92695	−0.222	−0.4606
海　南	−0.04464	0.07363	109057	0.82433	−0.91378	−1.23175	−0.4341
上　海	−0.05566	−0.04843	2207367	−1.04328	0.50985	−0.64271	−0.392
四　川	−0.02759	−0.0112	1814503	−0.62939	0.22487	−0.46923	−0.291
广　西	0.06933	0.04024	302077	−0.48008	−0.89806	0.72764	−0.222
吉　林	0.05487	0.07605	765402	0.2248	−0.54788	0.1997	−0.0418
云　南	0.05211	0.07669	877706	0.25784	−0.46686	0.14401	−0.022
湖　南	0.02446	0.0673	1488555	0.30907	−0.01949	−0.25216	0.01433
北　京	−0.01382	−0.01467	3252379	−0.72648	1.21219	−0.35196	0.04509
浙　江	0.01585	0.01052	2706893	−0.52773	0.81469	−0.05051	0.07832
内蒙古	0.08084	0.10527	936251	0.54073	−0.44146	0.35635	0.15159
江　西	0.11203	0.12507	560342	0.64643	−0.72437	0.70786	0.20834
安　徽	0.07968	0.06224	1841187	−0.12984	0.17296	0.59171	0.2091
湖　北	−0.02791	0.01828	3704011	−0.07175	1.55275	−0.85165	0.21448
黑龙江	0.07254	0.09252	2159109	0.42961	0.41291	0.22816	0.35766
辽　宁	0.083	0.08613	2924066	0.28198	0.93348	0.37238	0.52959
山　东	0.12361	0.09512	2552695	0.14642	0.64074	0.94787	0.57572
陕　西	0.15963	0.13942	1813528	0.61163	0.10998	1.21599	0.643
西　藏	0.29251	0.16307	8954	0.05146	−1.26065	3.1908	0.64695
福　建	0.06377	0.31941	653535	4.18284	−0.53833	−1.50369	0.731
江　苏	0.12993	0.08573	4339098	0.01376	1.87538	0.96915	0.95093
广　东	0.02755	0.04042	6154434	0.0131	3.21674	−0.38139	0.95428
河　南	0.23636	0.19699	2288759	1.06871	0.39253	1.8995	1.11632

注：表中 F 因子得分并非真实值，正负值是与"均值 0"作比较。

资料来源：《中国经济普查年鉴——2004》，中国统计出版社 2006 年版。

由表 3.12 可见,在全国 31 个省中,贵州、甘肃、重庆、天津、新疆、青海、山西、河北、宁夏、海南、上海、四川、广西、吉林、云南 15 个省的综合获利能力为负,在平均水平以下,贵州省的综合获利能力最差,远远低于平均水平。作为以营利为经营目的的企业卫生机构,以上各省应加强经营管理水平,提高现有资本金利润率和营业利润率,即提高获利能力及获利水平;同时,追加资产,提高在同行业中的竞争水平及获利实力,以此进一步提高综合获利能力。其他 16 个省的综合获利能力都在平均水平之上,其中,河南省的综合获利能力是最强的,远远高于平均水平,其经营之道值得其他各省企业卫生单位借鉴。

3.4　小　　结

本章基于第一次全国经济普查资料,利用多个统计指标、多种统计分析方法,系统地归纳和总结了中国地区卫生行业发展的单位发展规模、从业人员地区分布、企业卫生单位经营状况以及政府财政拨款等的趋同性与异构性,并揭示其中存在的问题。

3.4.1　对中国地区卫生行业发展规模的现状与差异进行了分析

首先,利用聚类分析方法对中国地区卫生机构构成的共性与差异进行分析。分析结果表明,在中国医疗卫生行业发展过程中,由于经济发展水平、人口状况、人文历史和自然条件等的不同,各地区在卫生机构的构成上虽然有一定共性,但也存在较大差异。而且所表现出来的共性并没有与经济发展水平相吻合。这也表明,经济发展水平的差异仅仅是造成卫生机构构成差异的一个原因,卫生机构构成的不同还有其他的因素在起作用。然后,我们利用国际通用的公平性测度方法——洛伦茨曲线和基尼系数,对卫生服务机构的人口分布公平性进行测度。测度结果表明,中国卫生服务机构分布最为公平的是计划生育服务部门,其次是妇幼保健部门和疾病预防与防疫部门;相对公平性较差的是医院、卫生院及门诊医疗部门等卫生服务机构。因此,从人口公平性的角度看,中国优化卫生资源配置的重点是医院和门诊医疗机构的数量。

3.4.2　对卫生行业从业人员的数量进行了分析

分析从分布密度和数量两个角度进行。分析结果表明,中国各地区卫生从业人员分布密度差异较大,呈现"东高西低"的形态。中国各省、市、自治区的从业人员数量分布同样差距明显,中国从业人员较为集中的有山东、广东、河南及江苏四省,而从业人员数量较少的省主要集中在西部地区。

3.4.3 对地区医疗卫生行业的财政支持的现状与差异进行了分析

首先,对地区医疗卫生行业财政支持现状作了初步分析,并概括其特点如下:(1)财政支出占卫生行业收入比重的波动程度最大;(2)沿海地区财政支出占全国总额的比重相对较大;(3)相对贫困地区卫生行业对政府财政支出的依赖程度大;(4)政府投入的多少导致了地区居民享受卫生服务的不平等。其次,利用统计假设检验对中国区域医疗卫生财政支持规模差异进行分析。分析结果表明,中国东、中和西部地区在医疗卫生的财政支出的规模上存在着显著差异,而且,西、中和东部三个区域的医疗卫生财政拨款呈递增趋势。进一步,利用非参数统计方法对区域人均医疗卫生财政拨款规模差异进行检验,检验结果表明,东、中和西部地区的人均医疗卫生行业财政支出并不存在显著差异。再次,根据实证分析的结果,我们得出结论,从统计意义的角度看,中国东、中和西部地区在医疗卫生行业财政支出方面的差异主要表现为财政支出规模的差异,而不在于人均规模上的差异,这显然与区域经济实力差异有关。最后,利用泰尔指数对三大区域内部医疗卫生财政支出分布公平性进行实证检验,检验结果表明,在中国的三大区域中,东部地区内部的医疗卫生财政支出公平性最差,中西部地区内部则相差不大,相对于东部地区来说医疗卫生的财政支出分布较为公平。

3.4.4 对地区卫生企业单位获利能力和获利水平的现状与差异进行了分析

利用第一次全国经济普查提供的财务指标建立了以综合获利能力为核心的医疗卫生行业企业财务指标体系,进而利用因子分析方法实证分析了各省、自治区和直辖市企业卫生单位的综合获利能力。因子分析的结果表明,在全国31个省、市、自治区中,贵州、甘肃、重庆、天津、新疆、青海、山西、河北、宁夏、海南、上海、四川、广西、吉林、云南15个省的综合获利能力在全国的平均水平以下,其中,贵州省的综合获利能力最差。其他16个省的综合获利能力都在全国的平均水平之上,其中,河南省的综合获利能力是最强的。

第 4 章

看不见的手:影响卫生行业
发展的因素提炼与甄别

　　全面协调可持续发展,是科学发展观提出的基本要求,而加快医疗卫生行业发展是实现科学发展观的关键之一。社会经济的发展影响着医疗卫生行业的发展,同时,医疗卫生行业的发展也受到社会经济发展的约束。改革开放特别是近十几年来,中国经济和社会的变革对医疗卫生行业发展产生了深刻的影响,医疗卫生行业既面临着难得的发展机遇,也存在着由于社会经济变革而出现的严峻挑战。目前,如何系统、科学地认识卫生行业与经济发展所处阶段的关系以及各种社会经济因素对医疗卫生行业发展的影响,进而通过改革、调整使医疗卫生行业能够顺应社会经济发展的要求,实现健康、可持续发展,已经成为贯彻落实科学发展观,实现经济与社会协调发展,构建社会主义和谐社会的重要内容之一。

　　由经济普查资料我们发现,我国政府对东部、中部和西部卫生行业的投入存在着较大差异,在目前中国人均收入水平还不高的情况下,这种差异必然会在一定程度上增加区域居民生活质量和劳动力素质间的差异,从而影响到区域经济增长。为此,本书以全国第一次经济普查资料为基础,在对我国区域医疗卫生行业政府投入特点分析的基础上,分析东、中和西部地区卫生行业政府投入影响其经济增长的特征,这对于各级政府充分认识本地区的卫生行业投入状况并从实际出发制定财政政策及社会经济发展规划无疑具有重要的理论价值和现实意义。

　　那么,影响医疗卫生业发展的具体因素有哪些? 这些因素对卫生行业发展的影响机理与影响程度如何？影响医疗卫生行业发展的原因是多方面的，如国家的宏观经济政策、行业政策、医疗卫生行业的技术进步、微观管理体制和运行机制以及医疗卫生行业的体制改革等都会在不同层面和不同程度上影响医疗卫生行业的发展。现有文献中，多数都是定性分析公共卫生财政支出及其他诸多因素对卫生行业发展的影响，实证研究若干社会经济因素对卫生行业发展影响的文献还较少。而所有影响因素中，社会经济因素是影响医疗卫生行业发展的重要因素。为此，我们根据 2004 年第一次全国经济普查的数据资料和统计年鉴的时间序列数据资料，首先从经济学的角度选取相关影响因素进行理论分析，然后利用多元线性回归模型和 ARMA(1,1)模型进行影响因素的提炼与甄别，最后得出相关结论。

4.1 医疗卫生行业发展与经济 发展所处阶段的关系研究

按照一般经济学理论，经济发展水平是影响人们对医疗卫生需求的最重要因素，而且随着人们物质生活的改善以及城乡消费结构的不断升级，这种影响会更加显著。那么，对于中国来说，经济发展水平是否影响了医疗卫生行业的发展？如果是的话，这种影响是否具有某种阶段性特征？中国地区医疗卫生行业是否会随着经济发展水平的提高而出现跨越性发展？在本章中，我们将利用第一次全国经济普查获得的数据和 2002 年投入产出数据对上述问题进行分析，分析的结论对我们认识和理解经济发展对医疗卫生行业发展的影响具有十分重要的意义。

4.1.1 以人均 GDP 为分组标志的地区归类

在分析中，我们用各省、市、自治区的人均 GDP 表示各地区的经济发展水平。用各省、市、自治区的医疗卫生行业收入占该地区 GDP 比重表示各地区医疗卫生行业发展水平，这一指标是反映医疗卫生行业发展状况的最直观的指标，医疗卫生行业收入占某地区 GDP 的比重高，说明该地区医疗卫生行业发展水平高。

为了考察经济发展水平对医疗卫生行业发展的影响在不同的经济发展阶段是否表现出不同的特征，我们首先对全国 31 个省、市、自治区进行分组。分组变量为 2004 年各省、市、自治区的人均 GDP（GDP 为根据经济普查资料调整后的数据）。

分组的方法采用的是 SPSS 软件中的系统聚类 Hierarchical 过程中的 Ward 最小方差法，样本之间的距离选定为欧氏距离。这种方法是使小类内各样本的欧氏距离总平方和增加最小的两小类合并为一类的方法。假定可以将样本分为 q 类，n_t 表示第 t 类中样本个数，$X_i(t)$ 表示第 t 类中的第 i 个样本，则第 t 类中样本离差平方和为：

$$S_t = \sum_{i=1}^{n_t} (X_i(t) - \overline{X}(t))(X_i(t) - \overline{X}(t))'$$

q 类的总离差平方和为：

$$S = \sum_{t=1}^{q} S_t = \sum_{t=1}^{q} \sum_{i=1}^{n_t} (X_i(t) - \overline{X}(t))(X_i(t) - \overline{X}(t))'$$

将 q 固定时，要选择使 S 达到极小的一切可能的分法有：

$$R(n,q) = \frac{1}{q!} \sum_{i=0}^{q} (-1)^{q-1} C_q^i i^n$$

Ward 寻找一个局部最优解的具体做法就是先将 n 个样本各成一类，然后每次缩小一类，每缩小一类后的离差平方和就要增大，选择使离差平方和 S 增加最小的两类合并，直至所有样本归为一类为止。

采用聚类分析方法分组的好处是，既能够使分组结果具有客观性，避免了定性分组方法的主观性和任意性，又能够保证在每一组内各省、市、自治区经济发展水平的差异尽可能小，而组间各省、市、自治区经济发展水平的差异尽可能大。

聚类分析的结果显示，全国 31 个省、市、自治区共分成三组：第一组为高经济发展水平组，有北京、上海、浙江、广东、江苏和天津 6 个省、市、自治区，该组人均 GDP 的中位数为 27530.47 元，约 3326.64 美元①。第二组为中等经济发展水平组，它们是福建、山东、辽宁、山西、海南、吉林、新疆、河北、黑龙江和内蒙古 10 个省、市、自治区，该组人均 GDP 的中位数为 11934.1 元，约 1441.93 美元。第三组为低经济发展水平组，分别是重庆、青海、陕西、河南、

---

① 文中的美元以中国人民银行公布的 2004 年 12 月份的美元对人民币汇率的平均数折算，1 美元兑换人民币 8.2765 元。

湖南、江西、西藏、湖北、宁夏、广西、云南、安徽、四川、甘肃和贵州 15 个省、市、自治区,该组人均 GDP 的中位数为 8068.86 元,约 974.91 美元。

进一步,我们还需要验证上述三个组的位置参数(中位数或均值)是否具有显著差异。考虑到样本容量比较小,我们采用非参数统计方法对两样本的位置参数进行 Wilcoxon 秩和(Mann-Whitney)检验。

我们需要对下列两个假设进行检验:

假设 A:$H_0 : M_1 = M_2$;$H_1 : M_1 > M_2$

假设 B:$H_0 : M_2 = M_3$;$H_1 : M_2 > M_3$

其中,M_1 ,M_2 ,M_3 分别为高、中、低经济发展水平组人均 GDP 的中位数。

我们以假设 A 为例,对假设 B 的检验完全类似。在对假设 A 的两样本位置参数的 Wilcoxon 秩和检验中,我们首先将两组数据混合,然后按从小到大排序、赋秩,并注明所在组别,表 4.1 给出了假设 A 的 Wilcoxon 秩和检验表。

表 4.1　假设 A 的两样本 Wilcoxon 秩和检验表

人均 GDP(元)	10020	10708	11455	11524	12343	12446	12756	15821
所在组别	2	2	2	2	2	2	2	2
秩	1	2	3	4	5	6	7	8
人均 GDP(元)	16368	16414	20244	22717	24680	30380	40591	46342
所在组别	2	2	2	1	1	1	1	1
秩	9	10	11	12	13	14	15	16

注:表 4.1 中"所在组别"行中的"1"表示其对应的人均 GDP 属于高经济发展水平组;"2"表示其对应的人均 GDP 属于中等经济发展水平组。

在表 4.1 的基础上,我们计算检验统计量。假设 A 的 Wilcoxon 秩和统计量 $W_{12} = 0$,p 值等于 0.001,因此,在 5% 的显著性水平下拒绝原假设。也就是说,按人均 GDP 分组的高经济发展水平组和中等经济发展水平组的位置参数存在显著差异,即高经济发展组的位置参数明显高于中等经济发展水平组的位置参数。同样,假设 B 的原假设也在 5% 的显著性水平下被拒绝。

通过对假设 A 和 B 的检验,我们得到结论:三个组的人均 GDP 存在明显差异,而且是按次序排列,即高经济发展水平组的人均 GDP 明显高于中等经济发展水平组,中等经济发展水平组的人均 GDP 明显高于低经济发展水平组。也就是说,通过聚类分析得到的三个组的经济发展水平具有明显的高、中、低差异。

4.1.2　医疗卫生行业发展水平与经济发展水平的相关性分析

将不同省、市、自治区按经济发展水平分成不同组别后,还需要研究各组别所对应的地区其医疗卫生行业的发展是否依赖于该地区的经济发展水平,为此,我们采用了相关分析法进行研究。

根据第一次全国经济普查数据,我们计算了全部样本(全国 31 个省、市、自治区)及各个子样本(各组)的医疗卫生行业收入占 GDP 比重与人均 GDP 之间的相关系数,其结果如表 4.2 所示。

表 4.2　医疗卫生行业收入占 GDP 比重与人均 GDP 的相关系数表

分组	样本容量	相关系数
高经济发展水平组	6	0.733*(0.039)
中等经济发展水平组	10	0.200(0.421)
低经济发展水平组	15	−0.086(0.656)
全部样本	31	0.445*(0.012)

注:①＊表示相关系数在 5％的水平下显著,扩号内的数值为相关系数的 p 值。②由于部分子样本的样本容量偏小,所以表 4.2 中的相关系数采用的是 Kendallτ 相关系数,它对于小样本来说具有一定的稳健性。

由表 4.2 可以看出,对于全部样本来说,医疗卫生行业收入占 GDP 比重与人均 GDP 之间存在显著的正相关关系,相关系数为 0.445,在 5％的水平下显著。这表明,经济发展水平是解释医疗卫生行业发展水平的重要因素。

但在各个子样本(各组)内,即在高、中、低经济发展阶段内,这种相关性存在着明显的差异。在高经济发展水平组,二者的相关系数为 0.733,明显高于全部样本,而且在 5％的水平下是显著的。这说明在高经济发展水平组内,医疗卫生行业发展与人均 GDP 存在着更为紧密的联系。而在中等和低经济发展水平组,这种相关性并不明显,这两组的相关系数分别为 0.20 和 −0.086,

在 5% 的水平下均不显著。这表明在这两个组内,医疗卫生行业发展与人均 GDP 之间没有发现明显的相关关系,也就是说,在这两个组内,医疗卫生行业发展与经济发展水平的联系并不明显。

图 4.1 至图 4.4 分别为总样本和各子样本的人均 GDP 与医疗卫生行业发展关系散点图。其中,横坐标 X 表示各省、市、自治区的人均 GDP,纵坐标 Y 表示各省、市、自治区医疗卫生行业收入占 GDP 的比重。

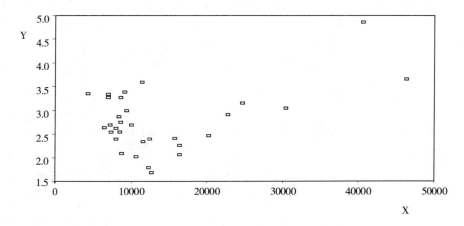

图 4.1　全部样本的人均 GDP 与医疗卫生行业发展关系散点图

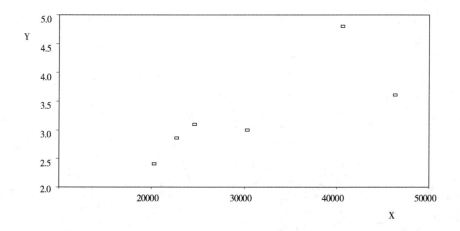

图 4.2　高经济发展水平组的人均 GDP 与医疗卫生行业发展关系散点图

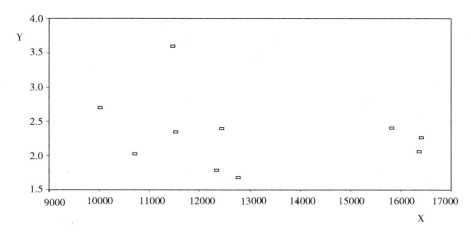

图 4.3 中等经济发展水平组的人均 GDP 与医疗卫生行业发展关系散点图

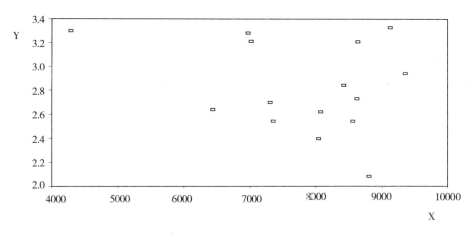

图 4.4 低经济发展水平组的人均 GDP 与医疗卫生行业发展关系散点图

从图 4.1 至图 4.4 也可以看出,对于总样本来说,人均 GDP 与医疗卫生行业发展之间存在正相关关系,但在各子样本中,只有在高经济发展水平组,这种正相关关系比较显著,而在中等经济发展水平组和低经济发展水平组,这种正相关关系并不明显。

在对图 4.3 的进一步研究中我们发现,图中最上端的观测点的纵坐标偏大,可能为离群点,该点的坐标值为(11455.9,3.59),对应的地区为新疆维吾尔自治区。如果该点是离群点的话,那么,我们需要在剔除该点后作进一步的考察,因为离群点的存在可能对中等经济发展水平组的人均 GDP 与医疗卫生行业收入占 GDP 比重的相关性产生较大影响,从而影响结论的准确性。

为此,我们首先需要判定该点是否为离群点。在统计上,如果一个观测值来自于正态样本的话,那么该观察值是否为离群点的判别通常可以采用如下方法:若该观察值到其样本均值的距离大于 3 倍的样本标准差到样本均值的距离的话,则可以认为它是离群点。但在本书中,由于我们通过直方图和卡方检验都不能充分地说明中等经济发展水平组的医疗卫生行业收入占 GDP 比重服从或近似服从正态分布,因此,为了检验结果的稳健性,我们采用了非参数方法——中位数离群值判断法。其具体的判别方法为:

如果一个样本点 x_j 满足:

$$T = \frac{|x_j - med(x_i)|}{med\,|x_i - med(x_i)|} > 5 \tag{4.1}$$

则认为它是离群点。其中,函数 $med(\cdot)$ 表示取样本数据的中位数。

我们将新疆维吾尔自治区的医疗卫生行业收入占 GDP 比重代入(4.1),得到 $T = 5.14$,由于 T 大于 5,故可以判断该样本点为离群点。

由于新疆维吾尔自治区的医疗卫生行业收入占 GDP 比重为离群点,所以,我们在将其剔除后,进一步计算中等经济发展水平组的医疗卫生行业收入占 GDP 比重与人均 GDP 之间的相关系数,该相关系数为 0.456,p 值为 0.037,相关系数显著不为零。也就是说,在剔除了离群点后,我们发现在中等经济发展水平组,医疗卫生行业收入占 GDP 比重也与经济发展水平表现出比较明显的相关性,这与在没有剔除离群点情况下所得到的结论恰恰相反。

通过相关分析,我们对前面提出的问题中的两个给予了回答:其一,经济发展水平的高低是影响医疗卫生行业发展的重要因素,这是因为对于整个样本、高经济发展水平组以及中等经济发展水平组来说,人均 GDP 与医疗卫生行业收入占 GDP 比重存在显著的相关关系;其二,医疗卫生行业发展与经济发展水平的关系呈现出一定的阶段性特征。在高、中经济发展水平下,医疗卫生行业发展与经济发展水平表现出较强的相关性,而在低经济发展水平下,医疗卫生行业发展与经济发展水平的相关性并不明显。

值得一提的是,上面针对中等经济发展水平组的结论是在剔除了新疆维吾尔自治区后做出的,若保留该样本点的话,中等经济发展水平组的医疗卫生行业发展与经济发展水平也不存在明显的相关关系。

4.1.3　处于不同经济发展阶段的医疗卫生行业发展水平的差异性检验

通过相关性分析,我们给出了高、中、低经济发展阶段下,医疗卫生行业发展水平与经济发展水平的关系。下面,我们对处于不同经济发展阶段的医疗卫生行业发展水平的差异进行考察。

按照一般的想法,医疗卫生行业收入水平占 GDP 比重应该随着经济发展水平的提高而呈现递增态势,也就是说,低、中、高经济发展水平组的医疗卫生行业收入水平占 GDP 比重大小也应该为低、中、高。但通过对经济普查资料的分析,我们发现事实并不完全如此。据 2004 年全国第一次经济普查资料,低经济发展水平组的医疗卫生行业收入占 GDP 比重平均值为 2.85%,中位数为 2.76%;中等经济发展水平组的医疗卫生行业收入占 GDP 比重平均值为 2.33%,中位数为 2.31%;高经济发展水平组的医疗卫生行业收入占 GDP 比重的平均值为 3.35%,中位数为 3.11%。从数字可以看出,中、低经济发展水平组的医疗卫生行业收入占 GDP 比重的平均值和中位数低于高经济发展水平组,但低经济发展水平组的医疗卫生行业收入占 GDP 比重却高于中等经济发展水平组,三者并没有呈现出递增形态。那么,中国不同经济发展阶段的医疗卫生行业发展的差异究竟如何呢?我们将通过统计检验进行考察。同时,统计检验的结果也将对中国各地区医疗卫生行业发展是否会随着经济发展水平的阶段性变化而出现跨越性发展这一问题作出回答。

考虑到各样本不服从正态分布而且高经济发展水平组的样本容量偏小,因此,我们使用非参数统计方法中的 Wilcoxon 秩和检验及 Brown-Mood 检验。

我们要对下列三个假设进行检验:

假设 C:H_0:高经济发展水平组的医疗卫生行业收入占 GDP 比重与中等经济发展水平组没有差异;H_1:二者有明显差异。

假设 D:H_0:中等经济发展水平组的医疗卫生行业收入占 GDP 比重与低经济发展水平组没有差异;H_1:二者有明显差异。

假设 E:H_0:高经济发展水平组的医疗卫生行业收入占 GDP 比重与低经济发展水平组没有差异;H_1:二者有明显差异。

表 4.3 给出了上述三个假设的 Wilcoxon 秩和检验及 Brown-Mood 检验的检验结果。

表 4.3 相邻组之间位置参数的非参数检验结果表

原假设	Wilcoxon 秩和检验	Brown-Mood 检验	是否拒绝原假设
$M'_2 = M'_1$	60(0.007)	6(0.001)	是
$M'_3 = M'_2$	28(0.08)	10(0.11)	否
$M'_3 = M'_1$	58(0.003)	5(0.003)	是

注:① M'_1、M'_2 和 M'_3 分别为高、中、低经济发展水平组对应的医疗卫生行业收入占 GDP 比重的中位数。②括号内的数值为统计量的 p 值。

表 4.3 的检验结果表明,对于假设 C,在 5% 的显著性水平下,我们有充分理由拒绝原假设,即医疗卫生行业收入占 GDP 比重在高经济发展水平组与中等经济发展水平组之间存在显著差异。对于假设 D,在 5% 的显著性水平下,没有充分理由拒绝原假设,即医疗卫生行业收入占 GDP 比重在中等经济发展水平组与低经济发展水平组之间没有显著差异。对于假设 E,在 5% 的显著性水平下,我们有充分理由拒绝原假设,即医疗卫生行业收入占 GDP 比重在高经济发展水平组与低经济发展水平组之间存在显著差异。

综合上述检验结果,我们得出结论:对于中国各省、市、自治区来说,当它们处于中、低经济发展水平时,它们的医疗卫生行业发展水平没有明显差异。2004 年的医疗卫生行业收入占 GDP 比重的分组平均值就给出了这一初步结论。2004 年,中国中等经济发展水平组的医疗卫生行业收入占 GDP 比重的平均值为 2.33%,中位数为 2.31%,而低经济发展水平组的平均值为 2.85%,中位数为 2.76%。表 4.3 的检验结果更是进一步验证了这一事实。而当一个地区在经历了长期的经济增长,其经济发展水平从低或中等进入高经济发展水平组时,医疗卫生行业会有一个大的发展,其收入占 GDP 的比重会有显著的上升。

具体地,对于全国各省、市、自治区来说,当人均 GDP 在约 1000～2000 美元的区间变动时,即在经济发展处于中、低水平时(2004 年,中国中等经济发展水平组的人均 GDP 的中位数约为 1441.93 美元,低经济发展水平组的人均 GDP 的中位数约为 974.91 美元),其医疗卫生行业发展水平差异尚不明显。而当人均 GDP 从 1000～2000 美元进入到约 3000 美元以上的范围内时,即从中、低经济发展水平组进入高经济发展水平组时(2004 年,中国高经济发展水平组的人均 GDP 的中位数约为 3326.64 美元),预期其医疗卫生行业将会有一个跨越式发展，医疗卫生行业收入水平占 GDP 比重将会有明显的增加。

按照世界银行 2003/2004 年度《世界发展报告》中的标准，人均 GDP 在 735 美元及以下的为低收入国家，人均 GDP 在 736～2935 美元为下中等收入国家，2936～9075 美元为上中等收入国家。对比中国各省、市、自治区的人均 GDP 水平，我们可以得出结论，当一个地区的人均 GDP 从下中等收入国家水平进入到上中等收入国家水平时，其医疗卫生行业的发展将会达到一个新的水平。这一结论也符合社会经济发展的一般性规律：当一个国家或地区的国内生产总值达到一定水平时，其国民健康水平也应达到与之相适应的水平。

4.1.4 经济发展水平对财政卫生支出公平性影响的熵指数分析

为体现我国区域财政卫生支出是否受经济发展水平的影响，本书分别以人口和 GDP 为权重计算三大区域的熵指数，比较两个不同权重下三大区域熵指数的大小，发现不同权重下三大区域熵指数的特点，以体现财政卫生支出是否受区域经济发展水平的影响。在此，以人口为权重的熵指数反映了财政卫生支出分配与人口数量的匹配程度，以 GDP 为权重的熵指数反映了财政卫生支出分配与经济发展水平的匹配程度。

统计学上的熵指数是由数学家 Shannon. C. E. 和 Wiener. N. 所建立的，Theil. H. 则最先将其应用于经济分析和预测，故在经济学上熵指数又称为 Theil 指数。熵指数的大小可以用来度量区域间及区域内不同省（市）之间各种经济社会指标的不均衡程度，熵指数越大，说明区域间或区域内不同省（市）之间的不均衡性越大，反之，不均衡性越小。

在区域划分上，为与后文保持一致，本部分将我国划分为东部、中部和西部区域，东部地区包括北京、天津、河北、辽宁、上海、江苏、浙江、山东、福建、广东和海南共 11 个省、市、自治区；中部地区包括山西、吉林、黑龙江、安徽、江西、河南、湖北和湖南共 8 个省、市、自治区；西部地区包括内蒙古、广西、四川、重庆、贵州、云南、西藏、陕西、甘肃、青海、宁夏和新疆共 12 个省、市、自治区。以 GDP 为权重的熵指数计算公式为：

$$I_j = \sum_{i=1}^{n_j} \frac{Y_i}{Y_j} \times \ln(\frac{Y_i}{Y_j} / \frac{X_i}{X_j}) \ (j=1,2,3) \tag{4.2}$$

式（4.2）中，Y_i 为第 i 个省（市）生产总值占全国比重，Y_j 为第 j 个区域生产总值占全国比重（$j=1$ 表示东部；$j=2$ 表示中部；$j=3$ 表示西部），X_i 为第 i

个省(市)财政卫生支出占全国财政卫生支出的比重，X_j 为第 j 个区域财政卫生支出总额占全国财政卫生支出的比重，n_j 为第 j 个区域包括省(市)的个数。I_j 体现了每个区域内省(市)之间财政卫生支出分布的差异性。

以人口为权重三大区域财政卫生支出熵指数的计算公式为：

$$I_j = \sum_{i=1}^{n_j} \frac{n_i}{n_j} \times \ln(\frac{n_i}{n_j} / \frac{X_i}{X_j}) \ (j=1,2,3) \tag{4.3}$$

式(4.3)中，n_i 为第 i 个省(市)人口占全国比重，n_j 为第 j 个区域人口占全国比重。

利用表4.4中相关数据可以计算三大区域的人口熵指数和经济熵指数，计算结果如表4.5所示。

表4.4　中国31个省(市)卫生财政拨款、GDP和人口指标值表

地　区	财政卫生拨款（千元）	人口（万人）	GDP（亿元）	地　区	财政卫生拨款（千元）	人口（万人）	GDP（亿元）
北　京	3390197	1493	6060.3	湖　北	1264753	6016	5633.2
天　津	720164	1024	3111.0	湖　南	1060071	6698	5641.9
河　北	1274835	6809	8477.6	广　东	4312682	8304	18864.6
山　西	1237376	3335	3571.4	广　西	1184474	4889	3433.5
内蒙古	1055359	2384	3041.1	海　南	318466	818	798.9
辽　宁	1295213	4217	6672	重　庆	725205	3122	2692.8
吉　林	1209398	2709	3122.0	四　川	1938675	8725	6379.6
黑龙江	1520137	3817	4750.6	贵　州	1052789	3904	1677.8
上　海	2180996	1742	8072.8	云　南	1847153	4415	3081.9
江　苏	2304240	7433	15003.6	西　藏	306955	274	220.3
浙　江	1884056	4720	11648.7	陕　西	892131	3705	3175.6
安　徽	1277758	6461	4759.3	甘　肃	902601	2619	1688.5
福　建	1159673	3511	5763.4	青　海	368863	539	466.1
江　西	950226	4284	3456.7	宁　夏	281363	588	537.2
山　东	2563396	9180	15021.8	新　疆	1579757	1963	2209.1
河　南	1546000	9717	8553.8				

资料来源：人口和GDP数据来源于《中国统计年鉴2005》，卫生财政拨款数据来源于2004年经济普查数据。

表 4.5　中国三大区域人口熵指数和经济熵指数表

区域	GDP（亿元）	财政拨款（千元）	人口（万人）	人口熵指数	经济熵指数
东	99494.7	21403918	49251	0.1815	0.06499
中	39489	10065719	43037	0.0695	0.0351
西	28603.5	12135325	37127	0.0835	0.07171

比较三大区域以人口为权重的财政卫生支出熵指数(表 4.5 中简称人口熵指数)发现,中部地区的熵指数最小,说明中部地区各省(市)之间的财政卫生拨款较为公平,与各地人口所需相一致;东部地区的人口熵指数最大,说明相对于中部和西部来说,东部地区各省(市)之间财政卫生支出的不公平性较为明显。如 2004 年末北京市人口占整个东部区域的 3.03%,财政卫生拨款占整个东部区域的 15.84%,上海人口占整个东部区域的 3.54%,财政卫生拨款占整个东部区域的 10.19%,而河北省的人口占整个东部区域的 13.83%,但财政卫生拨款仅占整个东部区域的 5.96%。由此可见,越是经济发达地区,越是以较少的人口占有较多的财政卫生支出。从人口匹配上说,东部区域的财政卫生拨款倾向应作适当的调整,调整财政卫生支出结构,缩小公共卫生支出差距。

再以经济为权重来比较三大区域的财政卫生支出熵指数(表 4.5 中简称经济熵指数)。通过比较发现,中部地区的经济熵指数最小,说明中部地区各省(市)之间的财政卫生拨款较为公平,与各省(市)的经济发展水平相适应。西部地区的人口熵指数最大,说明相对于中部和东部来说,西部地区各省(市)之间财政卫生支出的不公平性较为明显。较为明显的是,2004 年西藏地区 GDP 占整个西部区域的 0.77%,卫生财政拨款占整个西部区域的 2.53%,而四川、陕西等经济较为发达地区的高产出并未有相应的高财政卫生拨款与其匹配。由此可见,2004 年国家对西部地区的财政卫生拨款政策是支援经济发展水平落后的地区,这是值得鼓励和拥护的,从而也说明了缩小西部区域卫生财政拨款的差异,使其趋于公平的首要任务是加快西部各省、市、自治区的经济发展,缩小经济发展差异。

比较三大区域人口熵指数与经济熵指数发现,三个区域的经济熵指数均小于人口熵指数,这说明国家对各区域的财政卫生拨款在各省(市)的配置相对于经济发展水平来说更为公平。同时也说明了区域内卫生财政拨款的公平性受经济发展水平的影响。

4.1.5 卫生行业对国民经济其他行业依存性的投入产出分析

国民经济各部门之间复杂的内在联系,首先表现为各部门之间相互耗用产品的数量关系,反映这一数量关系的系数有直接消耗系数和完全消耗系数。直接消耗系数和完全消耗系数是投入产出技术分析的基础,通过两个指标的分析可以反映卫生部门与其他部门之间的技术经济联系和直接依赖关系。

4.1.5.1 直接消耗系数的计算

国民经济各部门之间复杂的内在联系,首先表现为各部门之间相互耗用产品的数量关系,反映这一数量关系的系数有直接消耗系数。直接消耗系数用公式表示为:

$$a_{ij} = \frac{j \text{ 部门对 } i \text{ 部门产品耗用价值}}{j \text{ 部门的总产出或总投入}} = \frac{x_{ij}}{X_j} \quad (i,j = 1,2,\cdots,\text{n}) \quad (4.4)$$

公式(4.4)中,x_{ij} 表示 j 部门为获得当期总产出而对 i 部门的消耗量,除以 j 部门的总产出 X_j 即为 a_{ij}。a_{ij} 表示 j 部门单位总产出对 i 部门产品的消耗量,反映了生产过程中与直接消耗之间共同消长的线性比例关系。

直接消耗系数是投入产出表的基础,它反映在一定技术水平和生产组织管理条件下,一部门与其他部门之间的技术经济联系和直接依赖关系,a_{ij} 越大,第 i 部门和第 j 部门之间的相互依赖性越强,直接技术经济联系越密切。直接投入系数可以剔除部门规模的影响,更直接地反映由技术经济因素决定的部门投入结构,反映部门间依赖程度,真正具有可比性和分析意义。直接消耗系数是投入产出表的核心,是部门之间经济关联性分析的基础。

4.1.5.2 完全消耗系数的计算

国民经济各部门之间除直接消耗方面的联系外,还存在着间接消耗方面的联系。如在生产钢材时要消耗煤炭、电、炼钢用具等产品,这是直接消耗。而生产煤炭、炼钢用具又要消耗电,这就形成了对电的第一次间接消耗。在生产炼钢用具时还要消耗钢材、机床等产品,也要消耗电力,这就形成了对电力的第二次间接消耗。依此类推,还有第三次、第四次等一系列间接消耗。完全消耗包括直接消耗和所有间接消耗。

完全消耗系数是指增加某一部门单位最终使用需要直接和间接消耗的各种货物和服务的数量,记为 b_{ij},完全消耗系数矩阵记为 B。完全消耗系数等于直接消耗系数与所有间接消耗系数之和,即生产 j 产品对 i 产品的完全消耗系数 b_{ij}＝直接消耗系数＋一次间接消耗系数＋二次间接消耗系数＋…,记 $a_{ij}^{(k)}$ 为 j 部门生产单位产品对 i 部门产品的第 k 次间接消耗系数,$k=1,2,$ …,$(a_{ij}^{(k)})_{n \times n}$ 为间接消耗系数矩阵,可以证明:

A. 间接消耗是一种消耗的层层传递,这种传递性体现为 $(a_{ij}^{(k)})_{n \times n} = A^{k+1}$,$k=1,2,3,\cdots$。

B. 完全消耗系数矩阵等于直接消耗系数矩阵与所有间接消耗系数矩阵之和,即:

$$B = A + A^2 + A^3 + \cdots 。$$

C. 间接消耗过程是收敛的,由 $B+I = I-A + A^2 + A^3 + \cdots$
$\Rightarrow (B+I)(I-A) = (I-A)(I+A+A^2+A^3+\cdots) = I + A^{\infty}$

由于直接消耗矩阵 A 满足 $\sum_{i=1}^{n} a_{ij} < 1$,从而级数 $\{A^k\}$ 是收敛的,即 $\lim_{k \to \infty} A^k = 0$,所以,$B+I = (I-A)^{-1}$,$B = (I-A)^{-1} - I$。

完全消耗系数与直接消耗系数的不同之处在于,它表明了生产过程的最终产出与完全消耗之间的线性比例关系,b_{ij} 越大,两个部门之间的直接或间接技术经济联系越密切,j 部门对 i 部门依赖程度或牵引作用越大,同时,完全消耗系数矩阵中的较大系数也是表明产业关联程度的重要系数。

4.1.5.3　卫生行业与其他行业的关联度分析

据中国 2002 年 122×122 部门投入产出表,从直接消耗的角度来看,与卫生行业关联程度最为密切的前十个行业依次是:医药制造业、批发和零售贸易业、其他专用设备制造业、建筑业、电力、热力的生产和供应业、信息传输服务业、其他通用设备制造业、仪器仪表制造业、合成材料制造业、餐饮业。从完全消耗的角度来看,与卫生行业关联程度最为密切的前十个产业分别为:医药制造业、批发和零售贸易业、电力热力的生产和供应业、基础化学原料制造业、其他专业设备制造业、农业、石油及核燃料加工业、其他通用设备制造业、造纸及纸制品业、塑料制品业(如表 4.6 所示)。所以,从不同角度观察,卫生行业与其他行业的关联程度是不同的,但不论从哪个角度看,卫生行业对医药制造业、批发和零售贸易业的依赖度最大,两个部门的发展对卫生行业发展的影响最大。

表 4.6 2002 年与卫生行业有重要关联的前十个行业列示表

直接消耗系数			完全消耗系数		
关联产业	系数值	排序	关联产业	系数值	排序
医药制造业	0.3061	1	医药制造业	0.3742	1
批发和零售贸易业	0.0343	2	批发和零售贸易业	0.081	2
其他专用设备制造业	0.0277	3	电力、热力的生产和供应业	0.0499	3
建筑业	0.0173	4	基础化学原料制造业	0.0361	4
电力、热力的生产和供应业	0.0131	5	其他专业设备制造业	0.0356	5
信息传输服务业	0.0064	6	农业	0.0343	6
其他通用设备制造业	0.0054	7	石油及核燃料加工业	0.0246	7
仪器仪表制造业	0.0053	8	其他通用设备制造业	0.0232	8
合成材料制造业	0.0047	9	造纸及纸制品业	0.0231	9
餐饮业	0.0046	10	塑料制品业	0.023	10

资料来源:《2002 年中国投入产出表》,中国统计出版社 2006 年版。

4.2 社会经济发展水平对医疗卫生行业发展的影响分析

影响医疗卫生行业发展的宏观经济因素不仅仅是经济发展水平,还包括诸如人口老龄化率、城市化率、政府财政支出等变量,那么,在综合考虑这些因素的前提下,影响中国医疗卫生行业发展的显著因素都有哪些? 它们是如何影响医疗卫生行业发展的? 影响的程度和影响方向如何? 这些问题的解决对于探讨中国医疗卫生行业发展的影响机制,进而促进医疗卫生行业的发展水平具有重要的理论价值和现实意义。

4.2.1 卫生行业发展影响因素的横向研究

4.2.1.1 医疗卫生行业发展影响因素的选择与说明

改革开放以来,中国的经济和社会变革对医疗卫生行业产生了深刻的影响。同时,医疗卫生行业的发展也面临着一系列来自社会、经济、人口、疾病模式等方面的挑战,这其中有许多因素将对一国或地区医疗卫生行业发展产生影响。在本部分的研究中,我们从一般的经济理论出发,并考虑到获得数据的可能性,考察了如下因素。

A. 考察因素

a. 经济发展水平

考察医疗卫生行业发展的影响因素,首先要考忌就是经济发展水平。因为根据一般的服务经济理论,随着经济发展水平的提高,医疗卫生行业收入占GDP 比重会逐步提高,而且在前面的分析中,此结论已经得到了初步证实。

国民经济实力的增强是医疗卫生行业发展的物质基础,一国或地区经济发展水平的高低决定和影响了人们对医疗卫生服务的需求。医疗卫生需求的增长源于人们对生活质量的追求,在改革开放初期,我国的经济发展水平还不高,人们对健康的重视程度也比较低,在这样一个背景下,医疗卫生等行业发展自然落后于经济的发展。而随着改革开放的逐步深入,经济发展水平的不断提高,居民消费结构不断升级,必然会使人们对高水平的精神产品和包括医疗卫生服务在内的高质量社会服务的需求不断增加,这将直接推动了医疗卫生行业的发展,中国人均卫生支出也将出现大幅度增长,而且是高的增长弹性,这将有利地推动医疗卫生市场的快速成长。

本书的经济发展水平用人均 GDP 表示。其中,GDP 是 2004 年经过经济普查调整后的结果,预期这一变量对医疗卫生行业发展具有正向影响。

b. 城乡收入差距

经济发展水平的提高并不代表所有人的收入都得到提高,这里有一个收入差距的问题。目前,中国的收入差距问题主要表现为城乡差距。农村居民收入水平低会抑制农村居民对医疗卫生服务的需求,进而制约了中国医疗卫生行业的发展。统计数据显示,近年来,虽然中国城乡居民的人均卫生费用都在增长,但二者的差距却在扩大。2000 年,中国城乡居民人均卫生费用相差598 元,而 2004 年,城乡之间的差距增长到了 936 元,扩大了近一倍;2004 年,城市居民人均卫生费用为 4862.2 元,是农村居民的 4 倍多[①]。据世界银行考

---

① 吴圣明等:《全面建设小康社会的健康素质指标体系与实现策略的研究》,中国卫生经济学会招标课题报告,2005 年。

察报告,中国农村最贫困的 1/4 人口只花费了卫生总费用的 5％,而且大量的传染病和寄生虫病的疾病负担也主要集中于农村的贫困和偏远地区①。农村和贫困地区的健康状况显示了农村居民对医疗卫生服务的巨大需求,但农民医疗需求的满足却受到收入的约束,而且,这种状况的改变,不能完全依靠市场的作用,必须依靠政府通过加大转移支付、工业反哺农业等措施,增加农村居民收入,逐步缩小城乡收入差距,同时尽快完善广大农村地区医疗保障体系,增加对农村的公共卫生和预防保健支出来实现。

虽然,目前农村居民对医疗卫生消费还处于较低的水平,但我们应该看到,随着农村人均收入水平的提高,城乡收入水平差距的缩小,农村医疗保障体系的逐步完善,中国将会出现世界上一个巨大的、潜在的,而且可以被实现的医疗卫生市场。

本书的城乡收入差距用城乡收入比表示。城乡收入比等于各地区城镇居民人均可支配收入与该地区的农村居民人均纯收入之比,预期这一变量对医疗卫生行业发展的影响为负。

c. 人口老龄化进程

人口老龄化是影响医疗卫生服务需求和医疗费用的重要因素。老年人是疾病的高发人群,据卫生部调查,老年人发病率比青壮年要高 3～4 倍,住院率高 2 倍,老人因病和高龄老人生活不能自理的有 1000 多万人。一般情况下,60 岁以上年龄组的医疗费用是 60 岁以下组医疗费用的 3～5 倍。在美国,1/3 的医疗开支用于 65 岁以上的老年人,在澳大利亚,60 岁以上老年人的人均健康支出是 15 岁以下人口支出的 6 倍②。国内的相关调查也有同样的结论。上海医疗保险局调查资料显示,1999 年上海市退休人员的医疗费用占医疗保险统筹基金支付的总医疗费用的比重超过了 80％,离退休人员 1999 年人均医疗费用是在职人员的 8 倍多③。人口老龄化进程导致了医疗服务需求的增加和医疗费用支出的大幅度增长。

由于医学知识的广泛普及和人们生活质量的提高,中国的人口老龄化进

①　世界银行:《中国卫生模式转变中的长远问题与对策》,中国财政出版社 1994 年版。

②　邓大松、杨红燕:《人口老龄化与农村老年医疗保障》,《公共管理学报》2005 年第 2 期。

③　耿忠平课题组:《完善基本医疗保障,发展医疗卫生产业——关于上海经济发展和市民医疗保健卫生水平的研究》,《上海经济研究》2004 年第 1 期。

程要比历史上的工业国家快许多。2004 年,中国 60 岁以上人口达到 1.44 亿人,占总人口的 11％,按国际标准衡量,已进入了老龄化社会。而且人口老龄化趋势正在加快,60 岁以上老年人口每年以 3.2％的速度增长,预计到 2050 年将达 4 亿,占总人口的 25％①。老年人是一个很大的消费群体,据有关调查,目前中国老年人的人均年消费额约为 3200 元,预计到 2025～2050 年期间,老年人潜在的市场购买力将高达 14000 亿至 50000 亿元②。由此可见,在老年人群中蕴藏着医疗卫生行业发展的机遇。在发达国家中,老龄产业已成功地走向市场,老年人的公共支出是年轻人的 3 倍,已成为占第三产业比重很大的产业。

本书的人口老龄化进程用人口老龄化率指标表示。人口老龄化率等于某地区 60 岁及以上人口数除以该地区当年全部人口数,预期这一变量对医疗卫生行业发展具有正向作用。

d. 城市化进程

城市化是医疗卫生行业发展的助推器,城市化进程的加快有利于拉动医疗卫生行业的发展,这是因为医疗卫生行业是直接面对服务对象的服务性行业,医疗卫生服务具有不可贮存性,其生产、交换和消费同时发生,这就有聚集性的需求,医疗卫生行业的发展规模对当地的市场容量依赖性很强。因此,对于医疗卫生行业来说,城市容量越大,市场容量越大,医疗卫生行业的规模才可能越大,才可能产生规模上的聚集效益,而中国城市化进程的加快,恰好为其实现这一目标提供了可能。2004 年末,中国居住在城镇的人口达到 5.42 亿人,占总人口的比例超过 40％,达到 41.8％③。现实情况也是这样,中国医疗卫生行业主要集中在城市。

本书的城市化进程用城市化率指标来表示。城市化率等于地区城市人口数除以该地区的总人口数,预期这一变量对医疗卫生行业发展具有正向影响。

e. 政府财政投入

尽管医疗卫生投资在相当程度上属于个人的行为选择,但医疗卫生服务

---

①　邓大松、杨红燕:《人口老龄化与农村老年医疗保障》《公共管理学报》2005 年第 2 期。
②　张水辉:《进一步认识人口老龄化及其正面效应》,《市场与人口分析》2003 年第 7 期。
③　中华人民共和国国家统计局:《中华人民共和国 2004 年国民经济和社会发展统计公报》。

不同于一般的商品要素市场,它具有一定程度的公共产品和准公共产品性质,因此需要政府的参与。提供基础医疗和公共卫生服务是现代政府公共事业的重要职能,在国家公共支出中的地位与作用是特殊的,也是无法替代的。恰当的财政政策的实施既有利于提高医疗服务效率,又可以实现相对公平,反之,则可能导致社会福利受损。

统计资料显示,中国卫生总费用在稳步上升的同时,政府卫生支出所占比重在逐年下降,居民个人卫生支出所占比重急速攀升。1980年,政府卫生支出占卫生总费用支出的比例为36.4%,到2002年则下降为15.21%[①]。如果医疗卫生费用主要由个人负担,那么,收入和财富的分配将在很大程度上决定人们是否能获取必要的医疗卫生服务。除非收入和财富在社会各阶层的分配相当平等,否则经济上的不平等必然转化为居民医疗卫生服务享有量的不平等,而医疗卫生服务享有量的不平等又会影响到全体国民的总体健康水平,阻碍经济增长和人均收入的提高,进而限制了医疗卫生行业的发展。

本书的政府财政投入用医疗卫生行业收入中政府财政拨款额占GDP比重指标表示。预期这一变量对医疗卫生行业发展具有正向影响。

B. 控制因素

为了控制其他一些因素的影响,我们需要引入一些控制变量。这些变量是否显著并不是我们的考察对象,在模型中引入它们只是为了排除这些因素可能对分析产生的影响。

a. 地区人口规模

不同的人口规模可能会对地区医疗卫生行业发展具有一定的影响,因此,这里用地区总人口数对地区人口规模进行控制。

b. 是否为直辖市

由于北京、上海、天津这三个直辖市在经济发展水平、经济结构、人口结构和消费结构上与其他省、市、自治区相比具有某些特殊性,可能对本书的分析结果产生影响,故设此控制变量。

这里,没有将重庆市作为直辖市考虑。这是因为在北京、上海、天津、重庆

---

① 国务院发展研究中心课题组:《对中国医疗卫生体制改革的评价与建议》,《中国发展评论》2005年第1期。

这四个直辖市中,重庆是一个新兴的直辖市,其经济发展起步相对较晚,水平相对落后,社会经济发展水平和北京、上海和天津市相比还存在一定的差距。例如,2004 年,重庆市人均 GDP 仅为上海的 18.6%、天津的 28.3%、北京的 21.2%,非农产业增加值的比重却比北京高 13.8%、北天津高 12.7%、比上海高 14.9%。此外,重庆市在人口结构、就业结构、消费结构、产业结构等方面也与上述三个直辖市存在较大差异。

4.2.1.2　医疗卫生行业发展决定模型的初始形式

在上述对中国医疗卫生行业发展影响因素分析的基础上,我们设定了中国医疗卫生行业发展决定模型的初始形式,即:

$$H = \beta_0 + \beta_1 \log(pg) + \beta_2 i + \beta_3 ag + \beta_4 ur - \beta_5 fi + \beta_6 \log(po) + \beta_7 d$$

$$(4.5)$$

式(4.5)中各变量的含义为:

H 表示由经济普查获取的各省、市、自治区医疗卫生行业收入占 GDP 比重,用来表示地区医疗卫生行业的发展水平,H 为模型的因变量。

pg 表示各地区的人均 GDP。

i 表示各地区的城乡收入比。

ag 表示各地区的人口老龄化率。

ur 表示各地区的城市化率。

fi 表示各地区医疗卫生行业收入中政府财政拨款占 GDP 的比重。

po 表示各地区的总人口数。

d 为一个虚拟变量,如果该地区是直辖市(不包括重庆市)则取值为 1,否则取值为 0。

4.2.1.3　全国医疗卫生行业发展的影响因素分析

A.样本数据的说明

本书在实证分析中所使用的样本数据为全国 31 个省、市、自治区的横截面数据。主要取自《中国经济普查年鉴》和国务院第一次全国经济普查办公室提供的相关资料,少量的社会经济数据来自《中国统计年鉴》(2005 年)、2004年全国人口变动情况抽样调查资料(抽样比为 0.996‰)以及各省、市、自治区的《2004 年国民经济和社会发展统计公报》,并经整理得到,样本数据如表 4.7所示。

表 4.7　各地区医疗卫生业收入占 GDP 比重及其影响因素表

地　区	医疗卫生业收入占GDP比重	人均 GDP（万元）	城乡收入比	人口老龄化率	城市化率	医疗卫生行业财政拨款占GDP比重	总人口（万人）
北　京	4.86	4.06	2.53	11.12	79.5	0.56	1493
天　津	3.05	3.04	2.28	10.79	54.3	0.23	1024
河　北	1.79	1.23	2.51	7.98	30.7	0.15	6809
山　西	2.02	1.07	3.05	7.05	39.6	0.35	3335
内蒙古	1.68	1.28	3.12	7.47	37.7	0.35	2384
辽　宁	2.40	1.58	2.42	9.46	55.0	0.19	4217
吉　林	2.35	1.15	2.61	7.46	52.3	0.39	2709
黑龙江	2.40	1.24	2.49	6.80	52.8	0.32	3817
上　海	3.66	4.63	2.36	15.40	90.0	0.27	1742
江　苏	2.46	2.02	2.20	10.72	48.0	0.15	7433
浙　江	3.16	2.47	2.45	9.78	53.0	0.16	4720
安　徽	2.54	0.74	3.01	8.52	33.5	0.17	6461
福　建	2.26	1.64	2.73	8.57	46.0	0.20	3511
江　西	2.62	0.81	2.71	8.03	35.6	0.27	4284
山　东	2.06	1.64	2.69	9.22	43.0	0.17	9180
河　南	2.09	0.88	3.02	8.13	28.9	0.18	9717
湖　北	3.00	0.94	2.78	8.19	43.7	0.22	6016
湖　南	2.87	0.84	3.04	8.78	35.5	0.19	6698
广　东	2.92	2.27	3.12	7.91	63.0	0.23	8304
广　西	3.27	0.70	3.77	8.43	31.7	0.34	4889
海　南	2.70	1.00	2.75	7.52	44.0	0.39	818
重　庆	2.76	0.86	3.67	11.45	43.5	0.27	3122
四　川	2.70	0.73	3.06	8.76	31.1	0.30	8725
贵　州	3.36	0.43	4.25	7.54	26.3	0.63	3904
云　南	3.34	0.70	4.76	7.72	28.1	0.60	4415
西　藏	2.40	0.80	4.89	6.41	54.7	1.39	274
陕　西	2.55	0.86	4.01	7.65	33.0	0.28	3705
甘　肃	2.64	0.64	3.98	6.61	28.6	0.53	2619
青　海	3.27	0.86	3.74	5.89	37.0	0.79	539
宁　夏	3.39	0.91	3.11	5.65	38.5	0.52	588
新　疆	3.59	1.15	3.34	6.26	35.2	0.70	1963

资料来源:《中国经济普查年鉴——2004》,中国统计出版社 2006 年版。

为了消除可能存在的异方差,本部分在进行计量分析时,对人均 GDP 和总人口数作了对数变换。

B. 模型的优选

我们通过 SPSS 软件对中国医疗卫生行业发展决定模型的初始形式进行了最小二乘估计,由此得到回归方程为:

$$H = -0.51 + 0.13\log(pg) + 0.14i + 0.11ag + 0.0034ur + 1.18fi$$
$$+ 0.35\log(po) + 0.21d \tag{4.6}$$

$$R^2 = 0.957, F = 73.2, DW \text{ 值} = 1.93$$

其中,回归方程的 R^2、F 和 DW 值等检验均符合要求,具体的拟合结果及相关统计量见表 4.8 中模型回归结果的(1)列。

表 4.8　全国医疗卫生服务业发展决定模型的优选结果表

变量	预期影响	模型(1)			模型(2)		
		系数	标准误差	p 值	系数	标准误差	p 值
常数项		−0.505	2.076	0.806			
人口老龄化率	+	0.108	0.082	0.093	0.133	0.069	0.064
人均 GDP	+	0.128	0.074	0.095	0.129	0.072	0.087
城市化率	+	0.00327	0.10	0.742			
财政拨款比重	+	1.182	0.458	0.016	1.219	0.438	0.009
城乡收入比	−	0.14	0.301	0.647			
判决系数 R^2		0.957			0.965		
SE		0.5938			0.5647		
F		73.2			142.6		
DW 值		1.93			2.06		
样本容量		31			31		

注:+表示自变量对因变量的预期影响为正,—表示预期影响为负。
资料来源:《中国经济普查年鉴——2004》,中国统计出版社 2006 年版。

回归方程式(4.6)包含了模型中所有的解释变量。从理论上讲,回归模型中除了常数项的符号不确定,城乡收入比的系数为负的外,其余所有变量的系数都应该是正的。实际上,在回归模型中,城乡收入比变量的符号不正确,但它在统计上是不显著的(在 10% 的显著性水平下);城市化率符号是正确的,但它在统计上也是不显著的;常数项也不显著。其他变量的符号是正确的,而且在统计上也都显著。统计上不显著的变量意味着它们对医疗卫生行业发展的影响不显著,需要将它们从模型中剔除。

　　城乡收入差距的代表变量是城乡收入比,但这一变量在模型中不显著。对此,我们的解释是,由于中国目前的人均收入水平整体上还不高,城乡居民中大多数人对医疗卫生需求还表现在基本医疗服务和公共卫生服务上,而对于特殊的、个性化的医疗卫生需求尚不普遍。此外,部分收入相对较低的农村居民为了满足其必须的基本医疗卫生上的花费,大多数采取借钱或降低其他形式消费等方式来支付。因此,从目前情况看,城乡居民在医疗卫生需求上表现出来的差异还不很明显。而城乡居民对医疗卫生需求的差异不明显进一步导致了城乡收入比变量对医疗卫生行业发展影响的不显著。当然,城乡收入差距对医疗卫生行业发展影响不显著也可能是受到了所选择代表性变量的科学性或统计数据准确性等原因的影响。

　　城市化进程的代表变量城市化率在统计上也是不显著的,除了可能受到指标选择科学性的影响之外。由于伴随中国人口老龄化的最大社会变化是与之相伴的城市化进程,故人口老龄化率与城市化率变量在数据上表现出一定的共线性关系。经计算,2004 年,老龄化率与城市化率的相关系数为 0.638,在 10% 的水平下显著。因此,数据上的共线性关系可能是导致城市化率变量对中国医疗卫生行业发展影响在统计上不显著的根本原因。

　　在剔除了上述统计上不重要的变量后,我们以医疗卫生行业收入占 GDP 比重为因变量,保留了人口老龄化率、人均 GDP 和医疗卫生行业收入中政府财政拨款占 GDP 比重及地区总人口数和直辖市虚拟变量继续进行最小二乘回归,得到修正后的最终模型为:

$$H = 0.129\log(pg) + 0.133ag + 1.219f + 0.02351\log(po) + 0.121d$$

$$(4.7)$$

$R^2 = 0.965, F = 142.6, DW 值 = 2.06。$

　　回归方程的 R^2、F 和 DW 值等检验均符合要求,具体的拟合结果及相关统计量见表 4.8 中模型回归结果的(2)列。

　　与方程(4.6)相比,最终模型(4.7)中的重要变量的系数没有出现作用方向相反的变化和作用大小的较大变化;判决系数 R^2 也达到了 0.965,说明该模型选取人口老龄化率、医疗卫生行业收入中政府财政拨款占 GDP 比重以及人均 GDP 这三个变量对中国医疗卫生行业发展的解释是有效的。

C. 拟合结果的说明

回归模型的最终结果显示，经济发展水平是决定中国医疗卫生行业发展水平的重要因素，对医疗卫生行业发展起到正向的促进作用。人均 GDP 每增加 1 个百分点，医疗卫生行业收入占 GDP 比重将增加 0.129 个百分点。而且，不论是在前面单独地对经济发展水平进行的考察，还是同时考虑其他影响因素，这种显著性都没有受到影响。经济发展水平对中国医疗卫生行业发展具有显著影响符合中国的国情。现阶段，中国已经基本上解决了衣、食和基本生活用品问题，正在向提高、改善生活质量阶段过渡，人们比以往更加关注自身健康及公共卫生安全。随着经济水平发展的提高，人们更有能力、也更愿意将更多的收入用于满足医疗卫生需求，这必然会有利地推动医疗卫生市场的快速成长和医疗卫生行业的快速发展。人口老龄化率是影响医疗卫生行业发展的重要因素。

人口老龄化率的提高对医疗卫生行业的发展具有正向作用，人口老龄化率每提高 1 个百分点，医疗卫生行业收入占 GDP 比重将增加 0.133 个百分点。显然，中国人口老龄化进程增加了对医疗卫生的需求，推动了医疗卫生行业发展。目前，中国已经进入老龄化社会，而且人口老龄化有加快的趋势，老年人口数量增长和老年人口患病率上升必然带来对医疗卫生服务需求的增加和医疗费用支出的大幅度增长，由此也促进了医疗卫生行业的发展。OECD 预测，老龄化将导致与老龄人口相关的社会支出占 GDP 比重从 1999 年的 19% 上升到 2050 年的 26%，其中一半是医疗卫生支出；国内相关测算表明，2025 年，中国医疗费用将达到 6 万亿元，占 GDP 的 12%，其中老龄人口医疗费用占到 30%[1]。

医疗行业收入中政府财政拨款占 GDP 比重是影响医疗卫生行业发展的最重要因素，医疗卫生行业收入中的政府财政拨款占 GDP 比重每增加 1 个百分点，医疗卫生行业收入将增加 1.219 个百分点。政府财政拨款的增加对医

---

[1]　李玲：《我国未来人口数量与年龄结构变化对医疗卫生体系影响》，中国人口与经济发展——经济学家谈人口问题研讨会，2005 年 12 月 24 日。

疗卫生行业的发展具有最为显著的影响这一结论表明,政府在发展医疗卫生行业过程中,加大提高公共产品和服务职能的投入,即支持公共卫生、基本医疗服务、医学研究与开发、人才培养等方面的投入具有明显的外溢效应,可以获得良好的投入产出效益。政府加大对医疗卫生行业的财政投入力度,不但在保障国家卫生安全,改善人民健康状况方面具有重要的作用,而且在经济上所获得的回报也是相当可观的。但现实情况是,从全国范围看,医疗卫生行业收入中政府财政拨款的比重还是很低的,2004 年,政府财政拨款额仅占中国全部医疗卫生行业收入的 9.60％[①],政府财政拨款的不足已经成为制约中国医疗卫生行业发展的主要因素之一。

4.2.1.4　不同区域医疗卫生行业发展的影响因素分析

由于中国地域辽阔,不同区域之间存在着自然状况、地理条件、社会历史与文化背景等方面的诸多差异,形成了区域经济发展的基础与条件、发展模式以及发展水平方面的差异,这种差异必然导致区域间经济发展水平、经济结构和社会文化等方面的不同。同样,这些差异也会影响到医疗卫生行业发展的特征和规律性,进而造成区域医疗卫生行业发展影响因素的不同,那么,对于各区域来讲,其医疗卫生行业发展的影响因素是什么？影响程度和影响方向又如何？

我们将利用第一次全国经济普查数据,对中国各区域医疗卫生行业发展的影响因素进行实证分析,寻求影响各区域医疗卫生行业发展的显著性因素,以期为各地区政府部门在医疗卫生行业发展的制度制定和政策执行上提供决策支持。

A. 区域的划分

我们以传统的大的地带作为区域划分的标准[②],将全国 31 个省、市、自治区划分为东部、中部和西部三大地带。东部地区包括北京、天津、河北、辽宁、

---

① 国务院第一次全国经济普查办公室:《中国经济普查年鉴》,中国统计出版社 2004 年版。

② 本书所指东、中、西三大地带,是中央政府提出西部大开发战略以后新划分的三大地带,其中东部地带包括北京、天津、河北、辽宁、上海、江苏、浙江、福建、山东、广东、海南 11 个省、直辖市;中部地带包括黑龙江、吉林、山西、安徽、江西、河南、湖北、湖南 8 个省;西部地带包括重庆、四川、贵州、云南、广西、西藏、陕西、甘肃、青海、宁夏、新疆、内蒙古共 12 个省、自治区、直辖市。四川省和重庆市于 1997 年由原四川省划分而成,为了便于比较,本书仍将划分后的重庆市及其有关数据并入四川省计算。

上海、江苏、浙江、山东、福建、广东和海南共 11 个省、市、自治区；中部地区包括山西、吉林、黑龙江、安徽、江西、河南、湖北和湖南共 8 个省、市、自治区；西部地区包括内蒙古、广西、四川、重庆、贵州、云南、西藏、陕西、甘肃、青海、宁夏和新疆共 12 个省、市、自治区。

B. 模型选择及样本数据的说明

在对各区域医疗卫生行业发展的影响因素的多变量分析中，我们采用的模型仍然是中国医疗卫生行业发展决定模型的初始形式，自变量包括人均 GDP、城市化率、医疗卫生行业收入中政府财政拨款占 GDP 比重、人口老龄化率和城乡收入比。东部地区加入了控制变量各地区总人口数和直辖市虚拟变量。西部和中部地区由于不受直辖市这一虚拟变量的影响，故只加入地区总人口数一个控制变量。

样本数据为对应的各区域的指标数据，相关数据也采取了与全部样本分析时同样的数学变换。

C. 模型的优选

我们分别利用东部、中部和西部地区的样本数据，并采用最小二乘法对医疗卫生行业发展决定模型的初始形式进行拟合，在剔除了统计上不显著的变量后，得到了如下三个区域医疗卫生行业发展的多变量模型，三个模型的 R^2、F 和 DW 值等检验均符合要求。具体的估计结果及相关统计量如表 4.9 所示。

表 4.9 不同区域医疗卫生行业发展决定模型的优选结果

区域	影响变量及影响系数			判决系数
东部地区	人均 GDP 1.432 * (0.000)	财政拨款之重 1.651 * (0.000)	直辖市 −0.469(0.088)	0.956
中部地区	人口老龄化率 0.306 * (0.000)			0.956
西部地区	人均 GDP 0.313 * (0.000)			0.963

注：括号内的数据为统计量的 p 值，* 表示在 5% 的水平下显著。

东部地区：$H_东 = 1.432\log(pg) + 1.651f - 1.469d$ \hfill (4.8)

中部地区：$H_{中} = 0.013 + 0.306ag$ (4.9)

西部地区：$H_{西} = 0.121 + 0.313\log(pg)$ (4.10)

D. 拟合结果的说明

从回归分析结果看,各区域医疗卫生行业发展的影响因素各不相同,而且与全部样本分析时得到的结论也不同。

对于东部地区,人均 GDP 和医疗卫生行业收入中政府财政拨款占 GDP 比重这两个变量在统计上显著,对医疗卫生行业发展有明显的影响作用,二者相比而言,医疗卫生行业收入中政府财政拨款占 GDP 比重的影响效果要高于人均 GDP。医疗卫生行业收入中政府财政拨款占 GDP 比重和人均 GDP 每提高 1 个百分点,该地区医疗卫生行业收入占 GDP 比重平均来说分别提高 1.651 和 1.432 个百分点。

对于中部地区,人口老龄化是唯一的统计上显著的变量。对于该区域来讲,人口老龄化率每提高 1 个百分点,医疗卫生行业收入占 GDP 的比重将提高 0.306 个百分点。

对于西部地区,医疗卫生行业发展的显著性影响变量为人均 GDP。人均 GDP 每提高 1 个百分点,其医疗卫生行业收入占 GDP 比重将提高 0.313 个百分点。

4.2.2 卫生行业发展影响因素的纵向研究

4.2.2.1 指标选取与理论依据

为了明确在我国医疗卫生业发展的某个时间段中,存在哪些影响因素以及这些因素对卫生业发展的影响程度,笔者利用经济学基本理论,基于截面数据分析的指标选取机理,重新选取以下社会经济因素进行分析并确定指标。

A. 卫生总费用

卫生总费用是衡量一个国家或地区用于卫生领域全部投入的货币表现,是一个国家卫生事业发展的总量指标,从生产角度,它反映了一个国家卫生行业对其发展的贡献。由于我国卫生行业属于入不敷出、部分靠政府财政拨款的服务部门,因此可以以卫生总费用来衡量卫生行业产出水平,记 THE="卫生总费用"。

B. 人均收入水平

人均收入水平的提高为医疗卫生行业发展提供坚实的物质基础,决定和影响着医疗卫生服务需求的数量和质量。随着生活水平的提高,消费结构的不断升级,人们更加注重生活质量,对医疗保健的重视程度越来越高,尤其是城市居民对高端卫生机构的就诊需求逐步增多。消费需求的增长与消费结构的升级直接推动着医疗卫生业的发展,从而使卫生行业成为第三产业乃至整个国民经济发展的重要贡献力量。本书以人均 GDP=国内生产总值/总人口数来衡量我国人均收入水平,记 AG="人均 GDP"。

C. 城乡收入差距

长期以来,城乡收入差距是我国收入分配不平等问题的核心。1998 年和 2003 年两次全国卫生服务调查显示,每年仅有 3% 至 4% 的农村人口接受住院治疗,并不是农民得病少,医疗需求少,而是在农民和城市居民现在实际收入差距为 1:3.2 的状况下,农民要支付和城市居民一样价格的医疗费用,而且还不能享受城市居民的医疗保险,广大农民是无论如何也承受不起这样的经济重负。事实上,我国的基础卫生需求在农村,大量的传染病和寄生虫病等疾病多发病于农村的贫困和偏远地区。城乡收入差距严重地抑制了农村居民对医疗卫生服务的需求,进而制约着我国医疗卫生行业的发展。我们以城乡收入比=城镇居民人均可支配收入/农村居民人均纯收入衡量城乡收入差距,记 CCIR="城乡收入比"。

D. 人口老龄化程度

人口老龄化导致医疗卫生需求增多,老年人卫生需求是卫生行业需求的一个巨大市场,是影响医疗卫生服务需求的重要因素。我国老龄人口已经占世界老年人口的 1/5,占亚洲老年人口的 1/2,成为世界老年人口最多的国家,而且,人口老龄化进展速度比其他国家都要快。1953 年我国第一次人口普查时,我国 65 岁及以上人口比例仅为 4.7%,而到 2000 年第五次人口普查时,则上升到 6.96%,到 2004 年,我国 65 岁及以上人口有 1.07 亿人,占总人口量的 8.56%,按国际标准①衡量,我国已进入了老龄化社会,而且老龄化趋势加快。预计到 2050 年 65 岁及以上老年人口将达 3.01 亿,占总人口的 20.72%。根据经合组织国家用于测算卫生总费用的计量经济学模型,65 岁以上人口人

---

① 国际标准通常认为 65 岁及 65 岁以上老年人口比重高于 7%,其年龄结构类型为老年型。

均医疗费用大约是 65 岁以下人口医疗费用的 2～8 倍①。老年人的患病率较高,慢性病较多,因而老年人的医疗支出相对较多。因此,直觉上,医疗卫生费用会随着一个国家老年人口比例的提高而提高。2000 年我国政府也发表了《中国 21 世纪人口与展望》白皮书,提出要认真分析中国人口老龄化的特征,以及对经济和社会带来的相关影响。因此,我们以老龄化率＝65 岁及以上人口数/当年全部人口数来衡量我国的老龄化程度,分析老龄化率对卫生行业发展的影响,记 OR＝"老龄化率"。

　　E. 政府卫生支出

　　根据公共经济学理论,政府公共支出应为满足公共产品需要提供财力保证,而对准公共产品的社会效益部分可予以财政补贴。按照该理论分析,公共卫生服务(包括疾病预防控制和卫生监督)具有明显的非排他性、非竞争性特征,属于纯公共产品;而医疗服务具有竞争性,在一定条件下具有非排他性,属于准公共产品。因此,像基本公共卫生这类公共产品,必须由政府财政来提供;对于医疗服务则应在市场与政府之间进行权衡,政府也负有不可推卸的责任。政府卫生支出能力对居民医疗需求具有很强的约束,在我国,有一些医疗卫生功能难以实现就是因为没有政府的资金投入。我们以财政卫生支出比＝政府对卫生行业财政拨款/国内生产总值来衡量国家对卫生行业发展的重视程度,记 FHER＝"财政卫生支出比"。

　　F. 劳动生产率变化

　　在西方现代化国家,劳动生产率的提高已成为各行业经济增长的重要源泉,医疗卫生行业的发展也不例外。分析表 4.10 中卫生行业总费用增长率与劳动生产率增长率的时间序列趋势不难发现,我国卫生行业劳动生产率增长率升降变化与卫生总费用增长率的增减变化趋势完全一致。可见,劳动生产率的增长率与卫生行业产出增长率在数量上存在着较强的依存关系,劳动生产率的提高是影响卫生行业产出增长水平的有效方式。我们以劳动生产率＝卫生总费用/卫生行业从业人员总数来衡量劳动生产率对卫生行业发展的带动作用,记 LPR＝"劳动生产率"。

---

　　① 刘岁丰、蹇在金、贺达仁:《中国老龄化与老年医疗保障》,《医学与哲学》2006 年第 1 期。

表 4.10 影响卫生行业发展的因素表

年度	卫生总费用 (亿元)	人均 GDP (元)	城乡收入比	老龄化率 (%)	财政支出占 GDP 比例(%)	劳动生产率 (万元/人)
1995	2257.8	4854	2.71	6.24	0.66	4.20
1996	2857.2	5576	2.51	6.94	0.68	5.27
1997	3384.9	6054	2.47	7.04	0.7	6.14
1998	3776.5	6308	2.51	7.43	0.75	6.82
1999	4178.6	6551	2.65	7.63	0.78	7.50
2000	4586.6	7085	2.79	6.96	0.79	8.20
2001	5025.9	76514	2.90	7.83	0.82	9.00
2002	5790	8214	3.11	8.16	0.86	11.10
2003	6584.1	9111	3.23	8.50	0.95	12.50
2004	7590.3	10561	3.21	8.67	0.95	14.20

资料来源:据《中国统计年鉴》(1996~2005),《(1999~2005 年)中国卫生统计提要》数据计算得出。

基于上述指标,利用《中国统计年鉴(1996~2005)》、《(1999~2005 年)中国卫生统计提要》以及少数网源数据,利用软件 Eviews4.0 作为分析工具,利用 1995~2004 年度数据对卫生行业发展影响因素进行纵向实证分析。

4.2.2.2 实证分析

A. 模型建立

以卫生总费用 HTE_t 为因变量,以人均 GDP(AG_t)、城乡收入比 $CCIR_t$、老龄化率 OR_t、财政卫生支出比($FHER_t$)、劳动生产率(LPR_t)为自变量,先假定变量之间关系为如下线性模型:

$$HTE_t = \beta_0 + \beta_1 AG_t + \beta_2 CCIR_t + \beta_3 OR_t + \beta_4 FHER_t + \beta_5 LPR_t + \varepsilon_t$$

$$(4.11)$$

选择普通最小二乘估计法(OLS)作回归分析,回归方程中系数都不显著。经变量筛选,剔除劳动生产率的影响,以卫生总费用为因变量,以人均 GDP、城乡收入比、老龄化率、财政卫生支出比为自变量,得回归方程(4.12):

$$HTE_t = -4348.245 + 0.653217 AG_t - 80.81069 CCIR_t + 14.07065 OR_t$$
$$+ 5504.225 FHER_t \qquad (4.12)$$

表 4.11 列出了我国医疗卫生服务业发展影响因素的回归分析结果。由

表 4.11 回归结果中的检验指标值可以对模型作如下解释:R^2 足够大,模型中选择的四个自变量对因变量的解释程度足够高;在 5% 的显著性水平下,常数项、AG_t、$FHER_t$ 的系数是显著的,$CCIR_t$、OR_t 的系数不显著,但所有变量系数符号都是正确的;在 5% 的显著性水平下 F 统计量是可以接受的,整个方程是显著的;DW 值=2.62,随机扰动项存在序列相关性。

表 4.11　卫生行业发展影响因素回归分析结果表(1)

变量	回归系数	标准差	T 统计量	P 值
AG_t	0.653217	0.082414	7.926047	0.0005
$CCIR_t$	−80.81069	305.7324	−0.264318	0.8021
OR_t	14.07065	151.1428	0.093095	0.9294
$FHER_t$	5504.225	1837.099	2.996150	0.0302
C	−4348.245	777.8474	−5.590100	0.0025
R^2	0.997887		F 统计量	590.2498
DW 值	2.622174		P 值(F 统计量)	0.000001

资料来源:《中国统计年鉴》(1996~2005)。

B. 模型修正

将在统计上不显著的变量 $CCIR_t$、OR_t 剔除之后,以 HE_t 为因变量,AG_t、$FHER_t$ 为自变量,采用线性模型重新作回归分析,之后,将残差序列作 ADF 检验,发现残差序列之间仍然存在自相关性,检验结果如表 4.12 所示。

表 4.12　残差序列自相关性检验——ADF 检验结果表

ADF Test Statistic	−1.842291	1% Critical Value*	−4.8875
		5% Critical Value	−3.4239
		10% Critical Value	−2.8640

Variable	Coefficient	Std. Error	t-Statistic	Prob
RESID01(−1)	−1.366781	0.741892	−1.842291	0.1392
D(RESID01(−1))	0.195165	0.490704	0.397724	0.7111
C	−0.355927	18.99241	−0.018741	0.9859

ARIMA(p,d,q)模型是修正时间序列残差项自相关的有效方式,该模型的一般形式为:

$$\begin{cases} Y_t = \beta_0 + \beta_1 X_{1t} + \beta_2 X_{2t} + \cdots + \beta_k X_{kt} + \varepsilon_t \\ \varepsilon_t = \varphi_1 \varepsilon_{t-1} + \varphi_2 \varepsilon_{t-2} + \cdots + \varphi_p \varepsilon_{t-p} + \mu_t - \theta_1 \mu_{t-1} - \theta_2 \mu_{t-2} - \cdots - \theta_q \mu_{t-q} \end{cases}$$
$$(4.13)$$

据 AIC 准测和 SC 准测关于残差滞后模型中滞后阶数的判断,最终采用 ARMA(1,1)模型以修正残差序列相关性,得到了方程(4.14):

$$\begin{cases} Y_t = -5035.352 + 0.505826 AG_t + 7567.432 FHER_t + \varepsilon_t \\ \varepsilon_t = -0.725791 \varepsilon_{t-1} + \mu_t - 0.973933 \mu_{t-1} \end{cases}$$
$$(4.14)$$

方程(4.14)构成了带有 ARMA(1,1)项的卫生总费用模型,模型中保留了人均 GDP、财政卫生支出比两个自变量,它们构成了解释我国医疗卫生服务业发展的新的经济计量模型。回归结果的检验指标如表 4.13 所示。

表 4.13 卫生行业发展影响因素回归分析结果表(2)

变量	回归系数	标准差	T 统计量	P 值
AG_t	0.505826	0.07373	6.86049	0.0024
$FHER_t$	7567.432	1165.18	6.49465	0.0029
C	−5035.352	406.731	−12.38	0.0002
AR(1)	−0.725791	0.431693	−1.681267	0.1680
MA(1)	−0.973933	0.087537	−11.12601	0.0004

R^2	0.999435	F 统计量	1768.612
DW 值	2.225274	P 值(F 统计量)	0.000001
AR 项根的倒数	−0.73	MA 项根的倒数	0.97

资料来源:《中国统计年鉴》(1996~2005)。

a. 指标 R^2 足够大,两个自变量对因变量的解释程度足够高;

b. 在 5%的显著性水平下,常数项、AG_t、$FHER_t$ 系数依然显著,说明人均 GDP 和政府卫生支出比是影响卫生总费用的显著因素,且与模型(4.12)相比,财政卫生支出比的弹性系数变大,人均 GDP 的弹性系数变小,进一步证明了财政卫生支出对卫生行业发展的重要程度;

c. 5%的显著性水平下,MA(1)项显著,AR(1)项不显著,但 AR 与 MA 滞后算子多项式的倒数都在单位园内,满足 AR(1)过程平稳、MA(1)过程可逆的条件;

d. 在 5% 的显著性水平下,F 统计量是可以接受的,整个方程仍然显著;

e. DW 值=2.22,随机扰动项之间的序列相关性得以改善;

f. 实际值和预测值的拟合效果也不错,只有 2002 年卫生总费用实际值和预测值偏差稍大。原因在于,对比于 2001 年之前的卫生总费用,2002 年卫生总费用有一个较大幅度的增长,是卫生总费用快速增长的转折点,如图 4.5 所示。

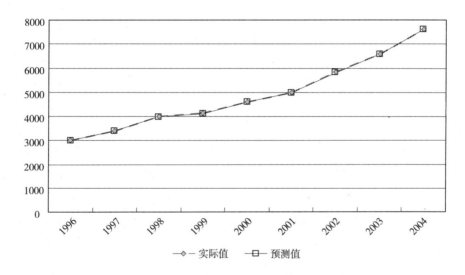

图 4.5　实际值和预测值拟合图

整体上,模型(4.14)比模型(4.12)有所改进,使卫生行业发展预测模型的有效性得以改善。当然,由于可得样本数据较少,模型还不够精确,还有待于进一步完善。

C. 相关结论

通过上述实证分析,我们可以得出如下四点结论。在此基础上,按照党的十六届六中全会做出的有关深化医疗卫生体制改革的战略部署,针对当前医疗卫生业发展中存在的问题,借鉴国际经验,笔者提出了促进中国医疗卫生行业进一步发展的政策建议。

a. 城乡收入比是卫生行业发展的制约因素。模型(4.12)中,城乡收入比的弹性系数为负,这是正确的,说明城乡收入比对医疗卫生业发展起反作用;但系数并不显著,说明城乡收入差距对卫生行业收入的影响较小。原因在于在中国居民生活水平还不是很高、医疗卫生业还不是很发达的情况下,大多数人对医疗卫生的需求还表现在基本医疗服务和公共卫生服务上,对高端卫生机构具有医疗保健需求的只是少数人,从而城乡收入差距对卫生行业基本医疗需求收入的影响较小,进而对卫生行业收入的影响较小。

b.人口老龄化程度是推动卫生行业发展的一个较重要因素。人口老龄化率在模型(4.12)中的弹性系数为正数但并不显著,说明老龄化率的提高对医疗卫生业的发展具有促进作用,但目前这种促进作用还不是很明显。原因在于,随着我国人口老龄化率的加大,老人对医疗卫生服务的需求的确增多,然而,无论是在农村还是在城市,老人在 65 岁之后收入将迅速减少,这又在一定程度上制约了老人对医疗卫生服务的需求。

c.收入决定居民的消费需求数量及需求倾向,人均收入是决定我国医疗卫生行业发展水平的重要因素,对医疗卫生行业发展起正向促进作用。经济落后,收入水平低,人民能够享受到医疗卫生服务自然就少。在模型(4.14)中,人均收入是一个显著变量,其弹性系数为 0.505826,说明人均收入每增加 1 元,医疗卫生行业收入将增加 0.505826 亿元,可见人均收入水平的高低决定卫生需求支出量,从而影响卫生行业总收入。

d.财政卫生支出比对医疗卫生行业发展的影响是最显著的,是影响医疗卫生行业发展的最重要的因素。模型(4.14)中,财政卫生支出比的弹性系数为 7567.432,说明政府财政拨款占 GDP 比重每增加 1 个百分点,医疗卫生行业总收入将增加 7567.432 亿元。因此,加大医疗卫生行业财政投入是促进医疗卫生行业发展的最有效方式,我国应加大政府卫生财政支出的力度。

4.2.3　政策建议

改革开放以来,医疗卫生行业在满足人们基本医疗保健服务上作出了巨大的贡献,医疗服务行业已经积累起可观的物质基础,基本形成了比较系统的服务体系与供给能力。但我们也应当看到,医疗卫生行业发展还存在诸多困难,面临巨大的挑战。为了落实科学发展观的要求,保持社会经济的可持续发展以及居民的健康需求,医疗卫生行业发展必须做出必要的调整和选择。

根据本书定性和定量分析得到的相关结论并结合中国目前医疗卫生行业发展的实际情况,我们提出以下政策性建议,以期能够为中国医疗卫生行业的快速、稳定、健康发展提供理论支持和决策参考。

4.2.3.1　加大公共卫生投入力度,完善基本卫生服务体系

具体思路是借鉴英国的国家卫生体系(NHS),结合我国实际,坚持政府主导的医疗卫生改革,加大政府在公共卫生领域的投入,增加公共医疗卫生支出规模,全面提高公共卫生服务的可及性和公平性,免费向城乡居民提供公共卫生服务并提高基本医疗服务补贴比例,解决目前卫生领域"政府缺位"与"过度市场化"并存的局面,满足城乡居民基本卫生服务需求。而且,经过初步框算,每年1500亿～2000亿元的投入即可构建面向全民的基本医疗保障体系,相当于GDP的1%～1.5%,国家财政收入的5%～7%,目前卫生总支出的$1/4$～$1/3$,在经济上是可行的。

4.2.3.2　提高居民人均收入,缩小城乡收入差距

实证结果表明,人均收入水平对医疗卫生业发展具有显著的影响。因此,我们必须加快经济发展,促进经济增长,尤其是加快中西部地区的经济发展以满足居民的基本医疗需求。在加快经济增长的同时要缩小城乡收入差距。由实证分析结果可知,城乡收入比对卫生行业发展起反作用,城乡收入差距制约着卫生行业发展。所以,在加快经济发展的同时,应将收入分配差距控制在一定范围内,以保证卫生服务业的持续快速发展。

4.2.3.3　推进农村合作医疗制度,健全三级卫生服务网络

新型农村合作医疗制度在注重大病医疗保障的同时也应该包括补偿部分门诊费用和免费预防及卫生教育服务,以满足大多数人尤其是老人的基本卫生需要。当然,我国合作医疗制度不必搞一刀切,实行统一标准。根据区域发展实际,对于经济比较发达地区,有能力执行更高的标准,就不需要规定农民最低缴费标准;而广大中西部地区,应进一步加大中央财政支持力度。新型农村合作医疗制度的推进要与完善县、乡、村三级卫生网络相结合,"十一五"期间的投入应以乡镇卫生院为重点,同步推进县、乡、村三级医疗卫生服务体系和网络建设,并加大力度培养农村卫生服务人才队伍,解决农村居民医疗保健的"可行性"和"可及性"的问题,实现"小病不出村,一般疾病不出乡,大病基本不出县"。

4.2.3.4　发展社区医疗卫生服务,满足城镇居民就医需求

从整个社会的角度看,目前我国优质卫生资源(高新医疗设备和优秀医护人才)过度向大医院集中,基层卫生资源严重不足,老百姓大小病都要到大医

院看,结果浪费大量的医疗资源,也是造成群众"看病难、看病贵"问题的重要原因之一。今后,应加快社区卫生服务建设,将绝大部分健康问题都在社区内解决。具体来说:在业务要求上,提高社区医务人员的诊疗技术水平与学历层次,做好不同类别卫生部门高学历、高水平医务人员的调整;在管理机制上,加强社区医疗机构管理,完善运行机制,落实必要经费,防止片面追求经济利益;在价格体制上,建立适应低收入水平的居民医药价格管理体系和医疗服务规范,为低收入居民提供安全、廉价的基本医疗卫生服务;在办医形式上,鼓励引导更多社会资本投入社区医疗卫生领域,发展多种所有制形式与更高技术水平的医疗机构,满足群众多层次、多样化的需求。

4.3　小　　结

在消化国内外前沿研究成果的基础上,本书充分利用了 2004 年第一次全国经济普查的数据资料,并通过建立理论模型,运用定量分析方法与技术,全面地考察了社会经济因素对中国医疗卫生行业发展的影响。

4.3.1　医疗卫生行业发展与经济发展所处阶段的关系研究

通过医疗卫生行业发展与经济发展所处阶段的相关性分析我们发现,中国医疗卫生行业发展与高、中经济发展水平有较强的相关关系,在高、中经济发展水平组,人均 GDP 对医疗卫生行业发展的解释具有较强的统计意义。而在低经济发展水平组,人均 GDP 对医疗卫生行业发展的解释不明显。值得一提的是,上面针对中等经济发展水平的结论是在剔除了离群点新疆维吾尔自治区后作出的,若保留该样本点的话,中等经济发展水平组的医疗卫生行业发展与经济发展水平也不存在明显的相关关系。

通过对处于不同经济发展阶段的医疗卫生行业发展水平的差异的非参数检验我们发现,对于中国各省、市、自治区来说,在处于中、低经济发展水平时,它们的医疗卫生行业发展水平没有明显差异。而一个地区在经历了长期的经济增长,其经济发展水平从低或中等进入高经济发展水平组时,医疗卫生行业会有一个大的发展,医疗卫生行业收入占 GDP 的比重会有显著的上升。具体地,当地区人均 GDP 在约 1000～2000 美元的区间变动时,其医疗卫生行业发展水平差异尚不明显,而当地区人均 GDP 从 1000～2000 美元进入到约 3000

美元以上的范围时,其医疗卫生行业将会有一个跨越式发展。这一结论也符合社会经济发展的一般性规律:当一个国家或地区的国内生产总值达到一定水平时,其国民健康水平也应达到与之相适应的水平。

通过三大区域人口熵指数与经济熵指数的计算与比较发现,三个区域的经济熵指数均小于人口熵指数,这说明国家对各区域的财政卫生拨款在各省(市)的配置相对于经济发展水平来说更为公平。同时也说明了区域内卫生财政拨款的公平性受经济发展水平的影响。

为体现卫生行业与国民经济其他行业之间的关联,比较了与卫生行业有重要关联的其他行业的直接消耗系数和完全消耗系数,发现卫生行业对医药制造业、批发和零售贸易业的依赖度最大,两个部门的发展对卫生行业发展的影响最大。

4.3.2 医疗卫生行业发展影响因素的横向实证研究

通过对医疗卫生行业发展的影响因素的多变量分析我们发现,对于全国来说,经济发展水平和医疗行业收入中政府财政拨款占 GDP 比重是决定中国医疗卫生行业发展水平的重要因素,它们对医疗卫生行业发展均起到正向的促进作用。经济发展水平、人口老龄化率和医疗行业收入中政府财政拨款占 GDP 比重每提高 1 个百分点,医疗卫生行业收入占 GDP 比重将分别增加 0.129、0.133 和 1.219 个百分点。而对于不同区域来说,各区域医疗卫生行业发展的影响因素各不相同。人均 GDP 和医疗卫生行业收入中政府财政拨款占 GDP 比重对东部地区的医疗卫生行业发展有显著影响,而且,医疗卫生行业收入中政府财政拨款占 GDP 比重的影响效果要高于人均 GDP。人口老龄化对中部地区医疗卫生行业发展有显著影响,人均 GDP 对西部地区医疗卫生行业发展有显著影响。

4.3.3 医疗卫生行业发展影响因素的纵向实证研究

通过对医疗卫生行业发展的影响因素的多变量分析我们发现,1995～2004 年期间,经济发展水平、人口老龄化率、城乡收入比和医疗行业收入中政府财政拨款占 GDP 比重都是决定中国医疗卫生行业发展水平的重要因素,但只有经济发展水平和医疗行业收入中政府财政拨款占 GDP 比重是影响卫生行业发展水平的显著性因素,它们对医疗卫生行业发展均起到正向的促进作用。人均收入的弹性系数为 0.505826,说明人均收入每增加 1 元,医疗卫生行业收入将增加 0.505826 亿元;财政卫生支出比的弹性系数为 7567.432,说明政府财政拨款占 GDP 比重每增加 1 个百分点,医疗卫生行业总收入将增加 7567.432 亿元。相比之下,加大医疗卫生行业财政投入是促进医疗卫生行业发展的最有效方式,我国应加大政府卫生财政支出的力度。

第 5 章

牵动作用:医疗卫生行业发展
对经济增长贡献的分析

医疗卫生行业发展对经济增长具有不可忽视的促进作用,但通过对第一次全国经济普查数据的分析我们发现,中国各省、自治区、直辖市的医疗卫生行业发展水平还存在着较大的差异,医疗卫生行业发展水平的不同,可能会造成居民生活质量和劳动力素质之间的差距,进而影响到经济增长。因此,研究医疗卫生行业发展对经济增长的影响具有十分重要的理论价值和现实意义。本章首先论证健康对长期经济增长具有促进作用,还仅仅是经济增长的副产品。然后通过建立全国及区域卫生行业发展对经济增长的贡献模型,实证分析卫生行业发展对中国经济增长的牵动作用,并在进行研究、论证的同时,揭示中国卫生行业发展过程中存在的问题。

5.1 医疗卫生行业发展与经济增长关系的讨论

5.1.1 医疗卫生行业发展对经济增长的促进作用

医疗卫生行业服务的宗旨是促进人的健康,在保障全体国民应有的健康水平的同时,它也同样推动着社会及经济发展。投资于人民健康的外部性十分明显,具有显著的社会效益和经济价值。但卫生支出的经济增长效应长期以来一直被忽视,直到 1984 年 WHO 才揭示了卫生具有"推动着社会进步及经济发展"的作用。据世界银行有关专家测算,在过去的 50 年里,世界经济增长的大约 8%～10%要归功于人群健康;哈佛大学国际发展研究中心的研究结果显示，大约 30%～40% 的亚洲经济奇迹源于居民的健康①。近年来，经济学家提出了"健康生命年"概念。其思想是：如果一些人在青年或中年死亡，就会造成若干个"健康生命年"的损失。如果通过防治疾病、增进健康的手段对这种状态进行适当的干预和调整，社会和个人就会挽回若干个"生命年"，经济学家称之为"失能调整生命年"。例如，近年来，世界卫生组织正在全球低收入国家推行一项针对传染病和营养缺乏症的"基本干预措施"，每年约可救治800 万个生命。测算表明，预防 800 万人死亡可获得 3.3 亿个"失能调整生命年"。而每一个"失能调整生命"在 2015 年前可平均获得年收入 563 美元，3.3亿个"失能调整生命年"的直接经济收益将达到 1860 亿美元。国内的相关研究也显示，在 1950～1982 年，中国人口的平均期望寿命从 35 岁增加到 69 岁，由此而创造的经济价值共 24730 亿元，平均每年约 773 亿元，相当于 GNP 的22%。婴儿死亡率从 200‰ 降到 35‰，每年可为社会带来的经济效益约为2.6 亿美元。

　　医疗卫生事业的发展与经济增长的关系也是目前很多人存在认识误区的地方。不少人认为，医疗卫生事业是消费性部门，发展医疗卫生事业可能会影响经济增长，此外，还担心发展医疗卫生事业，特别是强化政府作用会形成沉重的财政负担。对此，我们应该看到，一方面，目前中国的医疗卫生总投入已经不低，但总投入中个人和社会投入比重很大。如果能够利用公共权利，比如通过特定的筹资方式，把目前主要由个人和社会支出的费用集中起来进行再分配，并不会对其他经济体系的运转构成影响，甚至还能够在全面改善国民总体健康水平的前提下降低全社会的医疗卫生支出水平，从而可以将更多的资金投入到经济建设中。另一方面，即使财政对卫生的支出增加在一定时期内会给财政带来压力，但在财政投入增长的同时，居民个人医疗卫生投入就会同步减少并会转化为消费或投资，整个经济总量就会增长，税收也会同步增长，所以，整个经济循环就会改善。另外，强化政府对医疗卫生事业的投入，特别是加强面向公众的公共卫生和基本医疗服务体系建设，还可以大幅度地提高居民的生活预期，刺激消费增长并带动宏观经济的增长，而且对于扩大就业的

---

① 高强：《在世界卫生组织宏观经济与卫生部长磋商会议上的发言》，《健康报》2003 年 11 月1 日。

作用也会非常明显。

多年来,部分地方政府部门对医疗卫生事业发展不够重视,其主要原因是单纯而且过分地追求经济增长。然而,对医疗卫生事业的忽视,反而对经济增长产生了严重的负面影响。卫生经济学的研究早已证明,如果一个社会中有相当一部分社会成员的基本医疗需求无法得到满足,不仅会对患者及其家庭构成威胁,也必然加重全社会的疾病负担甚至带来传染病蔓延等问题,这不仅会增加当期的医疗卫生费用支出,而且由于社会再生产的过程是产品再生产与劳动力再生产的统一体。如果因疾病等各种原因,造成劳动力再生产的障碍,必将导致社会再生产活动不能正常地进行,从而对长期经济增长构成不利影响。

哈佛大学教授 J. D. Sachs 更是明确地提出了疾病阻碍社会经济稳定与发展的三个途径:疾病减少预期的健康寿命年数;疾病影响父母对孩子的投资;疾病反过来对社会消费与社会基础建设投资产生抑制作用,这一作用往往会高于对劳动者生产力的影响。此外,传染病高发流行区和地方性流行疾病也会削弱社会合作的基础,带来社会经济发展的不稳定。目前,这些问题在中国事实上已经出现,全社会医疗支出的大幅度增长就是明显的例证,"非典"对中国经济的影响或许是更加有力的证据。举一个简单的例子,据流行病学调查,中国乙肝病毒携带者已占总人口的 10%,与乙肝病毒感染相关的肝病患者每年造成直接费用损失就高达 260 多亿元(蔡仁华,2006)。

5.1.2 医疗卫生行业发展对经济增长的影响途径

医疗卫生行业发展的直接目的是保持和提高人们的健康水平,在国民经济中属于保护劳动力、提高国民素质和改善生活质量的产业部门,它的发展既受到经济发展水平的约束,反过来,它也影响经济的发展。

我们可以将医疗卫生行业发展对经济增长影响的途径分为两部分:一个是直接作用,医疗卫生行业作为第三产业中的重要组成部分,它为全社会提供生产性服务的活动,创造着社会财富——增加值。另一个是间接作用,医疗卫生行业发展对经济增长的间接作用相对而言更重要、更关键。间接作用主要表现为三个方面:首先,医疗卫生行业的发展可以有效地预防和减少疾病、残障,保障社会公共卫生安全,由此减少了对社会资源的损耗,减轻社会经济负担,提高社会资源的配置效率,促进经济增长;其次,由于影响经济增长的因素不仅仅有物质资本,还有人力资本和技术进步等其他因素的影响,特别是影响人力资本的教育和卫生等方面的投资也对经济增长有重要的影响。在任何经济中,影响劳动质量的除了工作经验和正规教育及培训因素外,医疗卫生保健的作用也是相当明显的。良好的健康可以减少因疾病而损失的工作日,使工作时的劳动生产率提高。柏库维兹和约翰逊(1974)、罗弗特(1975)、樊明(1998)等研究发现健康状况是影响劳动力参与、每年工作时数、小时工资等的重要因素。良好的健康状况可以提高个人的劳动力参与率,使工作寿命延长,尤其是对于体力、精力、耐久力等要求较高的工作,这一影响会更显著。孙菊(2003)认为,健康与经济增长效应是公共卫生支出最直接的产出。第三,通过医疗卫生行业为居民提供的基本医疗服务和公共卫生服务有利于促进社会的公平和稳定,而社会环境的改善必然促进经济增长。

为了简明起见,我们将医疗卫生行业发展对经济增长的作用机制用图5.1表示。

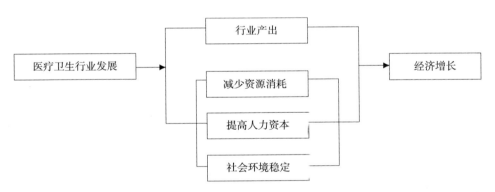

图 5.1 医疗卫生行业发展对经济增长的作用机制图

当然,医疗卫生行业的发展必然要消耗大量的国家经济资源。社会经济的发展可以使一个国家有能力为医疗卫生服务业提供更多的资源投入,但是过多的医疗卫生消耗又可能成为经济增长的负担,制约经济发展,甚至带来新的社会经济问题。对于中国这样一个发展中国家来说,还存在着有限的医疗卫生资源与公众医疗卫生需求的无限性的矛盾,这就要求我们在保持经济发展的同时,必须通过选择合理的医疗卫生发展模式和规模,并通过提高效率和保证公平性来促进医疗卫生行业与经济社会的协调发展。

5.2 健康与长期经济增长关系的实证研究

5.2.1 问题的提出

正如 5.1 节所论述,在任何经济中,影响劳动质量的除了工作经验、正规教育及培训因素外,医疗卫生行业的发展具有不可忽视的促进作用,医疗卫生行业的良性发展可以显著地提高健康水平,进而提高人力资本水平。从经济学的角度看,劳动力素质的提高即人力资本的形成是经济增长的关键。但这只是一个一般性结论,该结论对有些国家可能是肯定,但对有些国家则可能是否定的。对于中国来说,我们还没有得到明确的数据支持。这里,为了评价卫生行业发展对经济增长的贡献,我们间接地通过考察健康与长期经济增长的关系来评价,因为医疗卫生行业对人的最直接的作用就是促进人的健康。虽然经济学家在微观层面上已经确定了健康对人的能力的正向影响,但这种影响是否会扩展到宏观层面上,尤其对于长期来说还是一个需要进行实证的问题。

具体地,我们可以将此问题理解为:人的健康对经济增长是短期的还是长期的? 健康对经济增长的影响是外生的还是内生的,如果是外生的,那么它对经济增长的影响将是短期的,而如果健康对经济增长的影响是长期的话,那么它将会显著地改变经济增长的路径。

20 世纪 60 年代,新古典增长模型将资本从物质资本扩大到人力资本。人力资本是由凝聚在劳动者身上具有经济价值的知识、技术、能力、健康等素质所构成,是劳动者质量的反映,是一个多维度的概念。但是初期的经济增长理论只是强调教育人力资本对经济增长的作用。而较少关注健康人力资本对经济增长的作用。Ehrlich 和 Lui(1994),Barro(1996,1997)等为此做了关键性的努力。他们的研究表明,某一时点上的健康水平通常是之后一段时间内经济增长的重要促进因素。此后的经验研究也进一步支持了健康这一工具性价值。Strauss 和 Thomas(1998)的研究也表明,在战后的美国、巴西和越南等国,来自营养水平和热量摄入量同以个人身体体型指数(即个人身高和体重之比)指标衡量的健康水平都呈显著正相关。由此可见,来自消费水平和营养水平的提高所带来的健康人力资本的提高是长期经济增长的主要因素之一。

Ehrlich 和 Lui(1991)在其经验检验中,因变量采用了不同国家 1960～1985 年的人均 GDP 增长率的自然对数形式,自变量则分别采用了 0～25 岁人的存活率、50～75 岁人的存活率以及 1960 年的人均 GDP,并均采用了对数形式,实证结果显示,0～25 岁人的存活率对经济增长率存在统计上显著的正影响。这一结论适用于发展中国家和发达国家。Robert W. Fogel(1999)用总营养作为健康的代表变量进行的实证分析显示,健康可以解释英国 1790～1980 年的 50%的经济增长。韩国学者(2000)采取了同 Fogel 同样的方法研究了健康对韩国长期经济增长的影响,他的研究认为,从 1962 到 1995 年这三十多年间,由于营养水平的提高从而健康水平提高所带来的劳动力水平的提高使得韩国年经济增长率提高了 1%。Mayer(2001)提供了健康与经济增长存在时间跨度为 30 年的因果关联的有力证据,并得出健康对人均收入作用的弹性为 0.8～1.5。Arora(2001)考察了十个工业化国家在 100～125 年里的健康对经济增长路径的影响,得出健康将长期改变经济增长路径的结论,长期经济增长的 30%～40%可以由健康来解释。而且,在控制了物质资本投资变量之后,该结论仍没有大的变动。Bhargava,Jamison,Lau and Murray(2001)则发现健康在低收入国家对经济增长有促进作用,但在发达国家其作用却是微乎其微的。

国外文献基本上给出了健康在宏观层面上影响长期经济增长的结论。那么,在中国,二者是否也呈现类似的经验关系?

从现有的研究看,国内只有少量文献而且大都使用微观数据考察健康对工资等收入的影响。魏众(2004)研究了健康状况对农民非农就业的促进作用。张车伟(2003)分析了健康对提高农业生产效率和增加农民收入的作用。然而,从宏观层面进行的研究较少。目前已有的研究有:余长林(2006)假设人力资本由教育资本和健康资本按照 Cobb-Douglas 生产技术形式组合生成,进而在扩展 MRW 模型的基础上,构建了内生经济增长模型,并使用该模型进行实证分析,得到的结论表明,人力资本投资结构制约着经济增长,人力资本投资结构和数量(存量)都对经济产生重要影响;邓曲恒(2007)利用 1978 年至 1998 年中国省级层面的面板数据,分析了健康对中国经济增长的影响。研究表明,健康对中国经济增长具有显著的促进作用;罗凯(2006)使用了最近全国三次人口普查数据以及对应时点的其他社会经济指标的省级水平数据,应用

pooled 数据模型的 2OLS 和 GLS 的方法对中国人口健康与经济增长之间的关联进行经验研究,结果显示,中国健康人力资本与经济增长之间有显著的正向关联关系,预期寿命每延长 1 岁,GDP 增长率相应提高 1.06%~1.22%。

我们知道,经济增长是一个较长期的过程,只有在较长的时间内进行考察才能客观地评价经济增长的动态变化,但在已有文献中,关于健康与中国经济增长关系的考察在这一点上存在着明显的不足。相关文献在研究中所使用的数据多为横截面数据或较短的时间序列数据,而横截面数据或短期时序数据往往难以为健康对经济增长影响的长期效应的考察提供充分证据。此外,由于在中国经济增长和健康变量的数据序列中,我们可以明显地观察到它们具有的非平稳性特征,因此,在非平稳框架下考察人口健康与经济增长关系显然更为恰当,但现有的研究多是以生产函数作为分析工具,而在非平稳的框架下进行的研究还很少见。为了弥补上述不足,本书的研究以协整模型为分析工具并将样本延伸到新中国成立初期,以期尽可能客观地反映健康水平与中国长期经济增长的关系。

具体地,在本节的研究中,我们将通过实证分析讨论如下问题:在中国,人的健康仅仅是经济增长的副产品还是要长期地影响中国的经济增长,如果对长期经济增长有显著影响的话,那么,健康是通过什么渠道来影响经济增长,是直接地刺激生产率的提高,还是间接地诱导人力资本或者物质资本积累,进而促进经济增长?

5.2.2 健康变量的选择及数据来源

健康是一多维度指标,它包括多方面的内容,还无法用一个单独变量来较为全面地概括它,尤其在宏观层面上。尽管没有一个变量能够概括健康的所有方面,但通常可以通过一个或几个变量来突出健康的主要特征。例如,Robert W. Fogel 用总营养作为健康的代表变量。Suchit Arora(2001)用刚出生、5 岁、10 岁、15 岁和 20 岁人的期望寿命以及成年人的身高作为健康的代表变量。此外,还有的学者用体重/身高、婴儿出生时的死亡率、就业人口的死亡率、人均摄取的热量及人口平均预期寿命等指标作为健康的代表指标。

本书的健康代表变量的选择主要基于下面两个方面:一是数据必须足够长,以客观地反映健康和经济增长的长期变化;二是健康的代表指标必须能够用总量或平均量指标表示,以便可以进行宏观经济分析。基于上述两个条件,同时考虑到我国统计资料的限制,在本节中,我们选择了预期寿命作为健康的代表指标,用 x_1 表示。预期寿命综合地反映了人的健康状况好坏和发病率的高低,是人口统计学中说明一个国家或地区人们健康水平的最重要指标,它可以较好地反映一个国家或地区的人口健康水平。同时,为了使分析的结果更加充分,我们还选择了人口死亡率作为健康的补充性指标,用 x_2 表示。也就是说,本书对健康的描述采用了两个指标:预期寿命和人口死亡率。此外,用人均 GDP 作为经济增长的代表指标,用 y 表示,样本阶段为 1957~2006 年。健康与经济增长相关变量的数据如表 5.1 所示。

表 5.1 健康与经济增长相关变量的数据表

年份	预期寿命 (年)	死亡率 (‰)	人均 GDP (元)	平均受教育 年龄(年)	固定资产投资 (亿元)
1957	57	10.8	168	3.59	151.23
1958	57.62	11.98	200	3.57	279.06
1959	58.24	14.59	216	3.6	368.02
1960	58.86	25.43	218	3.73	416.58
1961	59.48	14.24	185	3.83	156.06
1962	60.11	10.02	173	3.84	87.28
1963	60.73	10.04	181	3.89	116.66
1964	61.35	11.5	208	3.84	165.89
1965	61.97	9.5	240	3.79	216.9
1966	62.59	8.83	254	3.78	254.8
1967	63.21	8.43	235	3.78	187.72
1968	63.83	8.21	222	3.79	151.57
1968	64.45	8.03	243	3.81	246.92
1970	65.07	7.6	275	3.8	368.08
1971	65.07	7.32	288	3.81	417.31
1972	65.7	7.61	292	3.83	412.81
1973	66.72	7.04	309	3.88	438.12
1974	66.94	7.34	310	3.95	463.92
1975	67.56	7.32	327	4.04	544.94
1976	68.18	7.25	316	4.1	523.94
1977	68.12	6.87	339	4.2	548.3
1978	68.08	6.25	379	4.4	668.72
1979	67.97	6.31	417	4.6	699.36
1980	67.93	6.34	460	4.75	910

续表

年份	预期寿命 （年）	死亡率 （‰）	人均 GDP （元）	平均受教育 年龄（年）	固定资产投资 （亿元）
1981	67.88	6.36	489	4.75	961
1982	68.04	6.6	525	4.99	1230
1983	68.21	6.9	580	5.24	1430
1984	68.37	6.82	692	5.49	1832
1985	68.54	6.78	853	5.76	2543.2
1986	68.69	6.86	956	5.92	3120.2
1987	68.86	6.72	1104	6.17	3791.7
1988	69.05	6.64	1355	6.42	4753.8
1989	69.25	6.54	1512	6.68	4410.4
1990	69.44	6.67	1634	6.97	4517
1991	69.64	6.7	1879	7.14	5594.5
1992	69.86	6.64	2287	7.14	8080.1
1993	70.02	6.64	2939	7.23	13072.3
1994	70.22	6.49	4854	7.32	17042.1
1995	70.41	6.57	5576	7.4	20019.3
1996	70.61	6.56	6054	7.47	22913.4
1997	70.8	6.51	6308	7.62	24941.1
1998	71.0	6.5	6551	7.65	28406.2
1999	71.2	6.46	7086	7.73	29854.71
2000	71.4	6.45	7651	8.07	32917.73
2001	71.8	6.43	8214	8.24	37213.49
2002	72.1	6.41	9113	8.28	43499.91
2003	72.4	6.4	10561	8.44	55566.61
2004	72.7	6.42	12336	8.49	70477.4
2005	73	6.51	14103	8.5	807763.6
2006		6.81	16084	8.52	109998.2

资料来源：预期寿命的部分数据来自卫生部的《中国卫生统计摘要》，部分数据通过线性插值而获得的估计值。历年的人均 GDP 指标和死亡率数据均来自历年的《中国统计年鉴》。历年固定资产投资额来自《中国统计年鉴》，其中，1957～1979 年的固定资产投资的统计范围为全民所有制固定资产投资额（在 1979 年之前，中国固定资产投资以全民所有制投资为主体，例如 1980 年全民所有制固定资产投资占全社会固定资产投资总额达 82%，以前的年份该比重更高。1957～1982 年的平均受教育年限来自蔡昉、都阳：《文化大革命对物质资本和人力资本的破坏》，《经济学（季刊）》2003 年第 7 期；吉林大学硕士学位论文《人力资本存量对中国经济增长的贡献率分析》；《中国人口年鉴》，中国财政经济出版社；《中国统计年鉴》，中国统计出版社；还有部分来自线性插值的结果。

5.2.3　健康与长期经济增长关系的实证分析

在中国,健康的代表变量和经济增长的代表变量人均 GDP 在过去的五十多年里,发生了很大的变化,体现出非平稳的特征,因此需要使用处理非平稳数据的统计方法。而在研究非平稳变量的相互作用时,由 Engle 和 Granger 所提出了时间序列协整关系模型无疑是非常好的选择。协整关系研究是 20 世纪 80 年代末到 90 年代计量经济学方法的重大突破。这一方法的基本思想是:如果两个或两个以上的时间序列变量是非平稳的,但它们的某种线性组合表现出平稳性,则这些变量之间存在长期均衡关系(协整关系)。在经济学上的含义是:如果变量间协整关系的存在,可以得出因变量的变化影响另一变量水平值的变化;如果变量间没有协整关系,则不存在通过因变量来影响另一变量的基础。

根据非古典外生经济增长理论,任何刺激生产率的因素将不会永久地改变人均产出的长期增长,因素对人均产出的刺激在长期中表现为椎形。对于健康来说,如果在某一时点,健康水平受到某种因素的刺激,如某一有很多危害性的传染病被消灭,人的健康水平得到明显提升,此时健康会对经济增长产生一定程度的影响,并促进人均产出的增长,但在外生经济增长理论下,这种影响是短期的,健康水平的变动不会改变长期的经济增长率。在经过一段时间的产出增长后,增长路径又会恢复到原来的水平,而不会与长期的经济增长保持着协整关系。相反,在内生性增长模型下,生产率的刺激因素将长期地改变人均产出增长率。在这一经济增长理论的假设下,健康水平的变化对经济增长的影响将不再呈现椎形,而是与经济增长率保持着长期的协整关系。

为了检查健康对长期经济增长的影响,考察经济增长率是否与健康代表变量是否协整是一个充分必要条件。

健康与长期经济增长协整关系可以用下式表示:

$$\Delta \ln y_t = \mu + \xi \ln h_t + \varepsilon_t \tag{5.1}$$

这里,μ 与 ξ 为参数,$\Delta \ln y_t$ 为人均 GDP 的自然对数的差分,$\ln h_t$ 为所考察的健康代表变量的自然对数,ε_t 是误差项。

5.2.3.1　变量的平稳性检验

协整关系考察的前提是变量为一阶单整的,为此,首先需要对健康变量和经济增长变量进行平稳性检验。变量平稳性的常用检验方法是单位根检验。

单位根检验方法很多，一般有 DF、ADF 检验和 Philips 的非参数检验（PP 检验）等。其中 Engle-Granger 的基于残差的 ADF 检验是最常用的检验方法。

ADF 检验的原理为：通过假定时间序列是一个 P 阶自回归过程，再通过增加一些滞后的差分项来解决误差项 ε_t 的高阶序列相关问题，即检验方程：

$$\Delta y_t = \alpha + \beta t + \gamma y_{t-1} + \sum_{j=1}^{k} \delta_j \Delta y_{t-j} + \varepsilon_t \tag{5.2}$$

其中，α，β，γ，δ_j 为参数，ε_t 为随机误差项，它是服从独立同分布的白噪声过程，t 为趋势项。原假设 H_0 是 $\gamma = 0$，即 y_t 有一个单位根，是非平稳的。

在检验中，本书采用麦金农（Mackinnon）临界值。解释自相关性的 Δy_{t-j} 的最优滞后期 k 的选取标准为：保证残差项不相关的前提下，同时采用 AIC 准则与 SC 准则，将使二者同时为最小值时的 k 作为最佳滞后期。在 ADF 检验中还存在一个问题，即检验回归中包括常数，常数和线性趋势，或二者都不包括。本书选择标准为，通过变量的时序图观察，如果序列好像包含有趋势（确定的或随机的），则序列回归中应既有常数又有趋势。如果序列没有表现任何趋势且有非零均值，则回归中应仅有常数。如果序列在零均值波动，则检验回归中应既不含有常数又不含有趋势。健康与经济增长变量的单位根检验结果如表 5.2 所示。

表 5.2　健康与经济增长变量的单位根检验表

变量	ADF 值	检验类型 (c,t,n)	1%临界值	5%临界值	DW 值	是否平稳
Ln x_1	−1.874255	(c,t,2)	−3.8636	−3.0529	2.021107	否
$\triangle$ln x_1	−7.523495	(c,t,2)	−4.0767	−3.4236	2.065789	是
Ln x_2	−2.432130	(c,t,3)	−4.0948	−3.2142	2.047068	否
$\triangle$ln x_2	−8.075652	(c,t,3)	−4.1961	−3.5423	2.023451	是
Ln y	−2.783482	(c,t,3)	−4.0948	−3.2142	2.043109	否
$\triangle$ln y	−6.154389	(c,t,3)	−4.1961	−3.5423	2.045879	是

从表 5.2 的单位根检验结果可以看到，健康变量和经济增长变量有相似的短期特征，它们的水平值在 5% 与 1% 显著性水平下是非平稳的，但一阶差分序列是平稳的。也就是说明它们都属于 I(1) 序列。因此，它们满足构造协整方程的必要条件。

5.2.3.2 长期均衡关系(协整)检验

协整检验的目的是研究 n 维向量单位根过程的各分量之间,是否存在着某种长期的均衡关系。关于长期均衡关系(协整)的检验与估计目前有许多具体的技术模型,如 EG 两步法、Johansen 极大似然法、Gregory and Hansan (1996)法、自回归分布滞后模型(ARDL)法、频域非参数谱回归法、Bayes 方法等等。其中由 Engle 和 Granger 建议使用两阶段回归法由于易于计算而被广泛采用。

根据 Engle 和 Granger(1987),两个变量 X_t 和 Y_t,如果差 $E_t = Y_t - bX_t$ 是 $I(0)$ 的,E_t 为均衡误差项,则能被估计为如下回归形式:

$$Y_t = \alpha + \beta X_t + \varepsilon_t \tag{5.3}$$

这里,β 是 b 的估计值,$(\alpha + \varepsilon_t)$ 为 E_t 的估计。

根据 Engle 和 Granger,检验两个变量的协整,必须使用 ADF 检验来自方程的残差序列 ε_t。具体地,协整检验是基于下面的回归形式:

$$\Delta \varepsilon_t = \o \varepsilon_{t-1} + \sum_{j=1}^{k} \o_j \Delta \varepsilon_{t-j} + \Omega_t \tag{5.4}$$

这里,k 为滞后期,k 的选择要使残差项不存在序列自相关。如果参数 $\o = 0$ 的原假设被拒绝,则意味着 X_t 和 Y_t 的协整关系存在。健康水平与经济增长的协整检验结果如表 5.3 所示。从表 5.3 的检验结果可以看出,健康与经济增长序列不存在协整关系的零假设被拒绝。

表 5.3 健康与长期经济增长的协整检验表

相关变量对	ADF 值	k
$\mathrm{Ln}\, x_1$ 与 $\mathrm{Ln}\, y$	-2.65214^*	4
$\mathrm{Ln}\, x_2$ 与 $\mathrm{Ln}\, y$	2.85756^*	4

注:"*"表示在 1% 的显著性水平下显著,k 为使误差项不相关的最优阶数。

5.2.3.3 协整模型的估计结果及其经济含义

为了避免由于健康变量和经济增长变量之间存在的序列相关和方差的奇异性,我们使用了由 Whitney K. Newey 和 Kenneth D. West 提出的动态 DLS 估计方法,其估计方程形如公式(5.5):

$$\Delta \ln y_t = \mu + \xi \ln h_t + \sum_{i=-m}^{m} \o_i \Delta \ln h_{t+i} + v_t \tag{5.5}$$

这里，m 为参数，ϕ_i 为 $\Delta\ln h_t$ 的超前和滞后的系数。

关于健康对长期经济增长的影响要通过如下的假设检验来评价：

$$H_0 : \xi = 0 ; H_1 : \xi > 0 \tag{5.6}$$

如果原假设被拒绝，则表明健康水平变动与人均 GDP 增长率之间没有保持长期的协整关系，反之，则表明二者存在长期的协整关系，即健康水平的变化对改变了长期经济增长的路径。

式(5.7)和(5.8)给出了健康变量(预期寿命 x_1 与死亡率 x_2)与长期经济增长率的协整模型的估计结果：

$$\mathrm{dln}y_t = 0.032109\ln x_1 - 8.25339 d\ln x_{1t-1} + e_t \tag{5.7}$$
$$(6.35847) \qquad (-2.5706)$$
$$(0.0000) \qquad (0.0007)$$

$$\mathrm{dln}y_t = 0.246805 - 0.09036\ln x_2 + 0.53332 d\ln x_{2t-1} + e_t \tag{5.8}$$
$$(2.60384) \quad (-2.08241) \quad (3.7208)$$
$$(0.0124) \quad (0.0429) \quad (0.0005)$$

模型(5.7)和(5.8)的估计结果显示，中国人口健康与长期经济增长不存在协整关系的假设被拒绝，即二者保持长期的协整关系，人口健康水平的提高显著影响中国长期经济增长的步伐。其中，预期寿命对长期经济增长起到明显的正向促进作用，预期寿命每增加 1 个百分点，GDP 增长率将相应提高 0.0321 个百分点。人口死亡率对长期经济增长产生负向的影响，人口死亡率每降低 1 个百分点，GDP 增长率将提高 0.0906 个百分点。这一结论与许多已有文献的研究发现是一致的。一般地说，人口健康对经济增长的作用有直接和间接影响。直接影响是通过劳动者质量的提高和数量的增多而实现的，健康使劳动者工作精力充沛，劳动生产率提高，而疾病则降低人均产出水平，大面积的疫情更会给经济造成重大损失。间接影响则是通过影响教育以及其他人力资本形成因素对经济增长产生影响。首先，健康改善可以提高学习效率，从而可以提高教育的回报率。其次，健康状况会影响人们在教育上的投资行为。通常人们健康状况越好，寿命越长，人们更愿意增加教育投资。总的来说，健康能够保证持续有效率的劳动力供应或者通过生命周期的延长而增强人们受教育的积极性，从而显著地影响长期经济增长。本结论的政策含义是，各级政府应该充分重视卫生事业的发展，加大对医疗卫生的投入，因为这不仅能够提高人口健康水平和预期寿命，而且最终将使经济增长的潜力得到进一步释放。

由于所选择的抽样阶段很长，故本书的分析结果能够代表中国人口健康水平变动对长期经济增长的影响。同时，本书实证结果也显示，中国的经济增长符合内生经济增长理论。

5.2.3.4 控制物质资本投资后的健康与长期经济增长关系分析

通过健康变量与长期经济增长的协整模型系数的检验可以看出，在中国，人的健康水平的提高改善了长期的经济增长。

接下来的问题是，健康水平的变动是如何影响长期经济增长？它的驱动路径是什么？长期经济增长步伐的加快是因为健康水平的提高刺激了生产率，还是由于健康水平的提高导致了再生产要素，如物质资本和人力资本的累积的增加，而这些资本的增加影响了经济增长？

Aroca(2001)在 AK 分析框架下对上述问题进行了讨论，他将刺激经济增长的要素分为两类，一类是提高生产率 A 的因素，一类是增加资本 K 包括物质资本和人力资本累积的再生产要素。

在这一框架中，长期的经济增长率是：

$$g_t = \frac{A - \rho - \delta}{\sigma} \tag{5.9}$$

其中，A 表示生产率，ρ 和 δ 分别为时间参数和风险厌恶参数。参数 ρ 和 δ 都可能影响物质资本和人力资本累积量的增长。例如，假定在人的健康水平得到持续提高，使人们觉得他们会活的更长，这样他就会增加时间耐心，从而使时间偏好 ρ 变小，ρ 的变小将可能导致增加储蓄率，从而提高物质资本投资率。因此，前述健康变量与经济增长的协整模型可能没有真正地反映健康水平变动与长期经济经济增长的关系，因为，在模型中我们没有考虑经济增长是由于物质资本存量影响的可能性，即经济增长不是直接由健康变量所影响，而是健康水平的变动影响了物质资本存量的变化，而物质资本存量的变化对长期的经济增长起作用。这样的话，健康水平的变动可能对长期经济增长的影响不显著，其对长期经济的直接效应也将被大大地削弱。Aroca 在对十个工业化国家的实证分析中，得出了物质资本投资对大多数国家经济增长作用为外生的结论，也即在这些国家中，物质资本投资对经济增长的作用表现为椎形,物质资本投资对经济增长的作用在经过一段时间后逐渐消退,经济增长率又逐渐地恢复到原来的水平,物质资本投资没有与经济增长保持长期的协整关系。

那么,对于中国来说,物质资本投资对经济增长的作用如何,是外生的,还是内生的? 我们需要对此进行实证分析。

为此,我们将固定资产投资额变量 k 也纳入模型(5.5)中做进一步的考察。

在对方程(5.5)加入物质资本投资变量后,模型被改写为:

$$\Delta \ln y_t = \alpha + \xi_1 \ln h_t + \theta_1 \ln k_t + \omega_t \tag{5.10}$$

这里,ω_t 是误差项。

在内生经济增长理论假设下,k_t 将产生一个增长率效应,而且 $\ln y_t$ 将与 $\ln k_t$ 协整。考虑到 $\Delta \ln h_t$ 和 $\Delta \ln k_t$ 与误差项相关将可能影响到标准误差项和 t 比率估计,我们采用(5.11)式的 Newey-West 过程对序列相关和误差项异方差予以纠正:

$$\Delta \ln y_t = \alpha + \xi_1 \ln h_t + \theta_1 \ln k_t + \sum_{i=-m}^{m} \phi_i \Delta \ln h_{t+i} + \sum_{i=-n}^{n} \varphi_i \Delta \ln k_{t+i} + \eta_t \tag{5.11}$$

这里,m 和 n 是参数,η_t 为误差项,ξ_1 和 θ_1 为重要的系数。

式(5.12)和(5.13)给出了健康变量(预期寿命 x_1 与死亡率 x_2)、固定资产投资 $\ln k$ 与人均 GDP 增长率 $\Delta \ln y$ 的协整模型的估计结果:

$$\text{dln} y_t = -0.1065 + 0.01723 \ln x_{1t} + 0.03287 \ln k_t + 0.0493 d\ln x_{1t} - 0.0147 d\ln k_{t-1} + e_t$$
$$(-2.6765)\ (2.5408)\qquad\quad (2.2308)\qquad\quad (5.0081)\qquad\quad (-1.7673)$$
$$(0.0109)\ (0.0153)\qquad\quad (0.0153)\qquad\quad (0.0000)\qquad\quad (0.0471)\qquad (5.12)$$

$$\text{dln} y_t = 0.0137 - 0.06321 \ln x_{1t} + 0.0432 \ln k_t + 0.01133 d\ln x_{1t} - 0.03412 d\ln k_{t-2} + e_t$$
$$(-2.3714)\ (1.8948)\qquad\quad (2.7308)\qquad\quad (1.9081)\qquad\quad (-2.3671)$$
$$(0.0121)\ (0.0423)\qquad\quad (0.0053)\qquad\quad (0.0412)\qquad\quad (0.0118)\qquad (5.13)$$

通过对式(5.12)和(5.13)给出了系数估计与式(5.7)和(5.8)的系数估计的比较,我们可以得出如下结论:

第一,数据支持固定资产投资的参数估计值显著不等于 0 的结论,因为,在 5% 的显著性水平下,不论是式(5.12)还是式(5.13)中的固定资产投资的系数均显著不等于零。这表明,在中国,物质资本投资对经济增长的影响也是长期的，这与部分西方发达国家的情况有明显差异。相当多的国外文献显示，在不少的西方发达国家中，物质资本对长期经济增长作用不显著。而中国情况与之相反，固定资产投资不仅在短期内影响中国经济产出水平的增长，而且在长期下这种影响也是显著的。

第二，在加入固定资产投资变量以后，健康水平对长期经济增长的影响虽然有所减小，但在统计上仍然是显著的。在式(5.12)中，健康水平的系数为 0.01723，对应的 p 值为 0.0153，在 5% 的显著性水平下是统计显著的。与式(5.7)相比，虽然预期寿命对经济增长影响作用的大小和显著性有所降低，但预期寿命仍然与经济增长保持长期的协整关系。与式(5.8)相比，式(5.13)中的人口死亡率对经济增长的影响大小也有所降低，但人口死亡率同样与经济增长保持长期的协整关系。也就是说，在考虑了固定资产投入后，健康水平对长期经济增长的作用仍然是显著的。按照 Aroca 的提法，健康水平的提升或者因为刺激了生产率的提高进而促进经济增长，或者由于健康水平的提高导致了再生产要素（如物质资本）积累的增长，从而影响了经济增长。而实证分析表明，对于中国来说，健康水平的提升驱动经济增长存在两种渠道：一是通过自身的效应对经济增长起作用；二是健康水平的提高使人们对时间回报的要求减低，导致更高的储蓄率和投资率增加的可能性，进而由物质资本积累的增加促进了长期经济增长。

5.2.3.5　受教育水平与长期经济增长关系分析

我们将分析进一步扩展到平均受教育年限这一变量，因为在经济增长分析中，我们通常将其作为人力资本的测度指标。在大多数将人力资本因素纳入生产函数模型的实证研究中，关于人力资本的测度仅考虑了从业人员的受教育程度，而将劳动者的健康因素忽略掉了。其原因有二：一是因为健康因素通常难以量化，找不到合适的指标表示个体或群体的健康状况；二是由于没有现成的理论将健康因素放入增长模型中，长期以来大多学者都是仅以劳动者的受教育水平作为劳动者的质量因素考虑人力资本的规模的。但是，人力资本是反映蕴涵在劳动者身上包括文化程度、工作经验、健康水平等多种因素的总和，劳动者的健康水平会直接影响劳动生产率，一个国家或地区的劳动者总的健康水平也会影响到这个国家或地区的经济水平。为此，我们应当考虑的是，平均受教育水平能否代表人力资本？如果教育变量能够代表人力资本水平的话,那么教育变量自然就能够代替健康变量,也就是说,健康变量对长期经济增长的效应可以用教育效应来替代,那么,这无疑将极大地削弱了健康对长期经济增长的作用。

下面我们通过证明健康水平与平均受教育年限对经济增长相对贡献的大小来论证平均受教育年限能否替代健康水平,进一步体现将健康人力资本纳入到生产函数模型中的重要性。

健康变量与平均受教育水平之间存在着密切的关系。通常,人们是否对人力资本投资以及投入的数量取决于他对其生命收益的计算。若他觉察到自己的寿命会得到延长,那么他增加投入教育的可能性就会增大。也就是说,健康水平的提高有刺激人力资本水平提高的可能性。另一方面,教育年限的增加也能够使人们提高对自身的健康的认识。例如,通过教育人们获得了积极的生活方式、加强了自我的保护意识,以及通过教育使生命科学、生物科学以及医药科学的发展等也都将促进了健康水平的提升。而且,人的学习过程与其身体组织也是不可分割的,它需要健康的身体来执行。通过计算中国健康变量与教育变量的相关系数,我们也发现二者具有很强的相关性。因此,我们还无法将二者同时放入经济增长模型中来区分二者的效应,因为共线性的作用将使这一工作无法实现。

为此,我们单独考察平均受教育年限与长期经济增长是否存在协整关系,如果二者存在长期的协整关系,那么我们可以通过教育变量对经济增长的效应来判断教育变量是否能够替代健康变量。我们以平均受教育年限代表教育变量,1957~2006 年中国的平均受教育年限如表 5.1 所示。

我们建立平均受教育年限与人均产出增长率的协整模型如下:

$$\mathrm{dln}y_t = -0.14002 + 0.1405\mathrm{ln}s_t + e_t \qquad (5.14)$$

$$(-2.0918)\ (3.5219)$$

$$(0.0418)\ (0.0001)$$

由模型(5.14)的系数可以看出,中国人均受教育水平与人均产出增长率之间也保持着长期稳定的协整关系。

那么,教育变量能够产生由健康获得的增长率效应吗?我们分别计算了健康变量和教育变量对经济增长率的贡献率,发现教育变量对经济增长率的贡献率水平要明显低于健康水平对经济增长率的贡献率。由此,我们可以得出结论，教育变量还不能充分地复制健康对经济增长的贡献，尽管教育对经济增长的贡献也是显著的。

由此，我们也可以得出结论，在研究人力资本问题中，仅仅使用教育变量是不充分的，该变量还不能完全的代表人力资本水平。正如 Rober Solow 所认为，人力资本可以在教育之外累积，工作中的训练和工作经验也是人力资本积累的重要组成部分，而这一切又都和健康紧密相关。人的寿命的延长对于工作经验也是关键的，而且健康还鼓励人们增加对教育的投资。

在中国，关于教育促进社会经济发展的重要性，人们已有共识，近年来各地政府纷纷提出了"科教兴国"的战略，但对医疗卫生的发展则重视不够，具体反映在对医疗卫生的投入与教育投入相比还是相差很远。实际上，医疗卫生在促进社会经济发展中的作用也至关重要。世界卫生组织在总结中国和其他一些国家的经验后得到一个科学的结论："过去被认识到的第一基本真理是，正如发展本身推动了卫生一样，卫生也同样推动着社会及经济的发展，两者需齐头并进。"近年来，不少国家都非常重视健康在促进经济建设和社会发展中的作用，提出了"经济第一向健康第一转变的新的发展战略"，强调人是经济增长的真正发动机。把管理工作的重点从以物为中心向以人为中心的轨道转移，这也是当今世界发展的必然趋势和共同规律，不论是发达国家还是发展中国家都应如此。我国政府提出了今后 15 年我国经济增长方式，要从"粗放型向集约型转变"，社会发展要向"公正、安全、文明、健康"的目标前进，而要实现这个目标，就必须把医疗卫生提到更为重要的地位，要像重视教育发展一样重视医疗卫生的发展。

5.2.3.6 健康与经济增长关系的误差校正模型

协整分析的实证结果发现，长期经济增长率与人口的健康水平是协整的，即使加入物质资本投入变量后这种关系仍然是显著的。此外，单位产出的长期增长率虽然与教育变量是协整的，但教育变量作为人力资本的重要代表指标还不能完全地复制健康变量的经济增长效应。而且这些结论都是从长期角度的考察得出的。在此基础上，我们还需要进一步考察健康与经济增长之间的短期关系，也即考察人口健康变化是在经济增长变化之后还是先于经济增长的变化？在短期内，若干扰动的存在可能造成这两个变量脱离他们的长期协整关系，那么，当偏差产生后，是一个变量，还是两个变量会通过调整以使它们重新回到长期关系上？调整的幅度有多大？

根据 Granger 表达定理，在协整系统的三种等价表达形式中误差校正模型 ECM 是最能直接描述两个变量之间的短期波动与长期均衡的综合，因此，两个协整变量的短期动态关系可以在 ECM 框架下考虑。

根据 Granger 表达定理，两个协整变量有下面的联合 ECM 表示形式：

$$\Delta h_t = \beta_{01} + \gamma_h(g_{t-1} - \xi h_{t-1}) + \sum_{i=1}^{m} \beta_{i1} \Delta h_{t-i} + \sum_{i=1}^{m} \beta_{i2} \Delta g_{t-i} + v_t \qquad (5.15)$$

$$\Delta g_t = \chi_{02} + \gamma_g(g_{t-1} - \xi h_{t-1}) + \sum_{j=1}^{m} \beta_{j1} \Delta h_{t-j} + \sum_{j=1}^{m} \beta_{j2} \Delta g_{t-j} + u_t \qquad (5.16)$$

这里，h_t 为健康变量，g_t 为单位产出的增长率，Δ 表示一阶差分，v_t 和 u_t 为平稳的随机过程的误差项，m 为最优自回归过程的阶数，在方程右边的第三和第四项是两个健康变量和经济增长变量的过去的变化，它们能够影响到左边变量的变化。$g_{t-1} - \xi h_{t-1}$ 为误差修正项（EC），误差表示健康变量和经济增长变量的短期关系与他们的长期协整关系的偏离。由于在短期内随机扰动的作用，误差修正模型中每个变量都可能脱离长期协整趋势。但是，协整将保证有一个或两个变量通过调整以校正这一偏差，这个效果由调整参数 γ_h 和 γ_g 来起作用。当有一个调整系数为零，则表明其相应的左侧变量不能对偏差调整起作用，而另一个变量将起到所有的调整作用。

因此，ECM 中，如果 Δh_t 没有出现在方程（5.15）中，那么表明，h_t 和它的过去变化是统计不显著对于 g_t 的变化。如果在方程（5.16）中 $\gamma_g = \beta_{j1} = 0$，那么表明，经济增长对他们均衡关系的偏差没有响应。类似地，Δg 的滞后项没有出现在健康变动方程中，而且如果健康没有对来自协整关系的偏离起作用的话，那么 g_t 及其变动将统计不显著对于健康的变化，这可以用 $\gamma_h = \beta_{i2} = 0$ 来表示。

检验过程通过下列方程：

$$\Delta h_t = \beta_{01} + \gamma_h \hat{\varepsilon}_t + \sum_{i=1}^{m} \beta_{i1} \Delta h_{t-i} + \sum_{i=1}^{m} \beta_{i2} \Delta g_{t-i} + v_t \qquad (5.17)$$

$$\Delta g_t = \chi_{02} + \gamma_g \hat{\varepsilon}_t + \sum_{j=1}^{m} \beta_{j1} \Delta h_{t-j} + \sum_{j=1}^{m} \beta_{j2} \Delta g_{t-j} + u_t \qquad (5.18)$$

这里，v_t 和 u_t 是独立同分布的误差项。在右边的第二项为 $\hat{\varepsilon}_t$ 为协整回归方程（5.5）的滞后残差估计，它代表误差纠正项。残差的滞后表示健康变量和经济增长变量的长期协整关系的前一期的偏差。

对下面假设使用 F 检验可以确定相关参数的统计显著性：

$$H_{01}: \gamma_h = \beta_{12} = 0 , H_{02}: \gamma_g = \beta_{j1} = 0 \qquad (5.19)$$

$$H_{11}: \gamma_h , \beta_{12} \neq 0 , H_{12}: \gamma_g , \beta_{j1} \neq 0 \qquad (5.20)$$

下面评价两个零假设 H_{01}，H_{02}。如果数据仅拒绝 H_{01}，推断的结果是：经济增长过程的变化先于健康的变化，而且是变量健康在调节长期趋势过程中的短期偏差。当数据仅拒绝 H_{02} 时，表明健康的变化先于经济增长的变化，而且是经济增长在调整短期偏差。如果数据拒绝了两个零假设，就表明这两个变量相互领先于另外的变量，而且两个变量共同调节长期关系的短期偏差。此研究框架强调主要如下问题：健康变化在经济增长变化之后？如果一个变量反向影响另一个变量的变动，另一个变量也起作用吗？此研究框架还允许健康变量的变动与经济增长变动不相关，反之亦然。

方程(5.17)和方程(5.18)的最优滞后结构比较重要，不当的滞后结构可能导致参数估计有偏，因此，必须先确定合理的滞后阶数 n_i。本书采用 AIC 信息准则和 SC 准则对 n_i 值进行选择，即选取当二者同时为最小值时的阶数。

在使残差满足白噪声要求的基础上，逐步去掉不显著和可以忽略的变量，得到如下的健康变量与经济增长率变量的 ECM[①]：

$$y_t = -0.42182 e_{t-1} - 0.34271_{1t-1} + 0.30843 \Delta x_{1t-2} + 0.24341 \Delta y_{t-3} \qquad (5.21)$$
$$(-3.7521) \qquad (3.3601) \qquad (1.7891) \qquad (2.8452)$$

模型的各种诊断统计量：

$R^2 = 0.87431$，$SE = 0.04721$，$DW = 2.12984$，$\xi_1(4) = 0.67329(0.54237)$，$\xi_1(8) = 0.89432(0.73218)$，$ARCH(1) = 2.56326(0.16321)$，$ARCH(2) = 3.98431(0.05321)$，$JB = 0.157831(0.68711)$，$REST(1) = 0.657461(0.487637)$，$REST(2) = 2.147581(0.15746)$，$LM = 5.08747(0.4057)$，$LB = 1.32121(0.70241)$。

模型有令人满意的统计性质。不仅拟合优度 R^2 较大，方程的标准差 SE 很小，由 DW 值可知序列不存在序列相关。$\xi_1(4)$ 和 $\xi_1(8)$ 分别为 4 阶和 8 阶序列自相关的 LM 检验，$ARCH(1)$ 与 $ARCH(2)$ 是 1 阶与 2 阶自回归条件异

---

① 为了简化起见，只对模型 5.21 给出了诊断统计量，其他模型的诊断统计略。

方差检验,JB 是正态性检验,REST(1)与 REST(2)是 1 阶与 2 阶模型的函数形式检验。括号内的数值是接受零假设的概率。结果显示,无序列自相关与高阶序列自相关,无异方差,模型形式正确,而且 LM 和 LB 统计量显示这些残差没有显示出线性和非线性关系。

$$x_{1t} = -0.01257e_{t-1} + 0.00148\Delta x_{1t-2} - 0.00055\Delta x_{1t-3} + 0.014781\Delta y_{t-2} + 0.01048\Delta y_{t-3} + 0.00241\Delta y_{t-4}$$
$$(-3.7538) \quad (2.9837) \quad (-2.4672) \quad (5.4852) \quad (4.0956) \quad (2.3126)$$

$$(5.22)$$

从健康变量与单位产出经济增长率的 ECM 可以看出,二者存在短期的显著性关系。在健康变量人均期望寿命方程中,Δx_1 的滞后 1 和 2 期的系数 λ_1 和 λ_2 均为正且统计显著。这表明,过去人均期望寿命的变动对期望寿命的现在值产生正的影响。Δy_t 的 2 和 3 期的滞后项的系数 k_2 和 k_3 是正且高度显著,这表明,过去经济增长率的变化对现期人均期望寿命有正的短期影响。

同样的方法可以得到健康变量死亡率与单位产出增长率的 ECM:

$$\Delta x_{2t} = 0.10278 - 0.07854e_{t-1} + 0.03126\Delta x_{2t-1} + 0.02614\Delta x_{2t-2} - 0.02475\Delta x_{t-3} + 0.00754y_{t-2}$$
$$(2.05841)(-4.8512) \quad (3.97521) \quad (2.12341) \quad (-2.45212) \quad (1.91353)$$

$$(5.23)$$

$$y_t = -0.046871e_{t-1} + 0.047841\Delta y_{t-1} - 0.048751\Delta y_{t-2} + 0.036548\Delta y_{t-3}$$
$$(-3.68745) \quad (2.05781) \quad (-3.22154) \quad (-2.09547) \quad (5.24)$$

在单位产出增长率方程中,单位产出增长率的过去变化对单位产出增长率的现期水平有明显影响,但这一影响逐渐减弱,这一点可以从 λ_1 到 λ_3 的系数统计显著且绝对值逐渐减小看出。健康变量死亡率的过去变化对现期经济增长率产生影响,这一点可以从 k_2 系数的统计显著看出。

总的来说,所有的数据均拒绝了假设 H_{02},这表明,人口健康变化的扰动要影响经济增长的变动。这些结论让我们考虑可能一些健康相关因素的扰动是外生的,因为健康的变动可能在经济增长之前。数据不支持人口健康的变化仅仅在经济增长变化之后,人口健康仅仅是经济增长的副产品。相反,它刺激了经济的增长。

5.2.4　实证结果的总结

在过去的五十多年里,中国经济增长强劲,但对于人口健康对长期经济增长的贡献却缺乏足够多的定量分析。本书使用时序数据,运用协整模型对中国健康人力资本与经济增长间关系问题作了较深入的研究。研究发现,在中国过去的五十多年里,人口健康水平的改善减少了对人的能力的约束,从而增加了长期经济增长的步伐。人口健康水平的改善不仅是经济增长的副产品,而且它确实促进了长期经济增长。

　　本书主要得出如下结论:(1)通过对健康变量与长期经济增长的协整模型系数检验可以看出,在中国,人口健康水平将改善长期的经济增长;(2)将固定资本投资变量纳入到动态 DLS 模型后,健康变量对长期经济增长的影响系数虽然有所减小,但统计上仍然是显著的;(3)中国人均受教育水平与人均产出增长率之间也保持着长期稳定的协整关系。但通过计算健康水平和平均受教育年限对经济增长的贡献率发现,平均受教育年限对经济增长率的贡献率明显低于健康水平对经济增长率的贡献率。因此,人口健康是影响长期经济增长的重要因素,教育水平的提高不能完全代替健康水平提高对长期经济增长的作用。当然,我们也不能否定教育投资对经济增长的作用,教育水平与健康水平作为人力资本的两个方面是紧密结合的,它们共同作用于经济增长。同时,经验分析结果还告诉我们,各级政府应该像重视教育一样重视对医疗卫生行业的投入,将卫生发展纳入宏观经济政策框架,使之不仅能够提高人民健康水平,又能有力地促进长期的经济增长。

　　本书的政策含义是显而易见的。健康对于经济增长至关重要,而且随着经济的进一步增长,对人力资本质量的要求越来越高,这样健康状况的重要性更加突显。如果卫生事业的相对滞后状态继续下去,那么势必给现在和未来的经济增长造成负面影响。因此,各级政府应该高度重视对医疗卫生行业的投入,将卫生发展纳入宏观经济政策框架,使之不仅能够促进经济增长,保持经济稳定,而且能够促进卫生发展和提高人民健康水平。对于各级政府来说,试图减少对健康投入是不明智的,这必将制约着长期的经济增长。特别对于那些贫困地区来讲,将加大医疗卫生投入,改善贫困人口的卫生状况作为一个政府工作的核心目标非常重要。因为减少健康贫困与提高贫困人口收入水平具有互补性,改善贫困地区的卫生服务条件和当地人口的健康状况,消除传染病、地方病的危害,显著减轻经济落后地区的疾病负担,缩小健康差距,这既是对贫困地区进行开发的目的,又是促进这些地区经济发展的手段。

5.3 不同主体的卫生行业投入对
经济增长贡献的差异分析

在第 5.2 节的分析中,我们得出结论,健康水平对经济增长的作用是显著的,而且是长期的。而提高健康最为直接和最有效的手段就是提高医疗卫生条件,因此增加医疗卫生行业的投资,提高医疗卫生水平必然会对经济增长产生促进作用。为此,在本节中,我们将通过第一次全国经济普查数据实证分析医疗卫生行业的投入对经济增长的贡献。

由于统计资料的限制,在研究医疗卫生行业投入对经济增长贡献的分析中,我们没有直接测度医疗卫生行业投资对经济增长的贡献,而是将医疗卫生行业投入分为财政投入和非财政投入两部分进行分析。其中,将医疗卫生行业收入中的财政拨款额称之为财政投入,将医疗卫生行业收入的其他部分,即来自个人和社会投入的部分统称为非财政投入。这样做的原意是在对医疗卫生行业收入的分析中,我们发现,中国各省、自治区和直辖市的医疗卫生行业收入的主要差异表现在财政拨款占医疗卫生行业收入比重上,政府财政拨款占医疗卫生行业收入比重的变异系数最大。这提示我们,财政拨款这一变量蕴涵着较为丰富的信息,值得我们去深入研究。进一步考虑到探讨医疗卫生行业收入中政府财政投入与社会和个人投入对经济增长的贡献还有利于我们正确地认识和把握政府、个人与社会在增加医疗卫生行业的投入,进而促进经济增长中的角色和地位。

表 5.4 给出了 2004 年中国各省、自治区、直辖市的医疗卫生行业主要收入结构。从表 5.4 可以看出,中国各省、市、自治区之间,由于经济社会发展水平以及自然条件和历史条件的不同,医疗卫生行业收入结构还存在较大差异。

从财政拨款占收入的比重来看,全国 31 个省、市、自治区中,西藏自治区最高,为 58.13%,也就是说,西藏自治区的医疗卫生行业收入将近 60% 来自于财政拨款。浙江省的比重最低,为 5.12%。财政拨款占医疗卫生行业比重大的省,主要集中在中西部地区,如青海省为 24.21%,甘肃省为 20.24%,新疆维吾尔自治区为 19.55%,贵州为 18.69%,内蒙古自治区为 20.61%。这些地区的共同特点是,他们大多处于中国的中西部地区,经济欠发达。由此我

表 5.4　2004 年中国各地区医疗卫生行业主要收入构成表

地　区	收入结构(%)			
	财政拨款	事业收入	营业收入	非财政拨款
北　京	11.51	74.91	7.09	88.49
天　津	7.58	82.08	0.60	92.42
上　海	7.37	75.69	5.52	92.63
河　北	8.47	70.20	3.91	91.53
山　西	17.13	53.45	4.28	82.87
内蒙古	20.61	51.13	10.39	79.39
辽　宁	8.07	68.75	10.30	91.93
吉　林	16.51	60.87	6.55	83.49
黑龙江	13.33	59.86	15.56	86.67
江　苏	6.21	68.94	3.23	93.79
浙　江	5.12	81.63	4.05	94.88
安　徽	10.55	64.51	5.47	89.45
福　建	8.89	75.5	3.48	91.11
江　西	10.48	72.66	3.88	89.52
山　东	8.27	69.51	4.84	91.73
河　南	8.67	65.91	9.89	91.33
湖　北	7.38	62.17	14.32	92.62
湖　南	6.54	67.21	4.85	93.45
广　东	7.83	72.91	5.74	92.17
广　西	10.55	79.88	1.56	89.45
海　南	14.39	76.44	1.97	85.61
重　庆	9.76	73.38	2.67	90.24
四　川	11.26	70.24	4.65	88.74
贵　州	18.69	68.57	3.12	81.31
云　南	17.95	68.06	3.74	82.05
西　藏	58.13	37.52	0.96	41.87
陕　西	11.04	59.99	12.75	88.96
甘　肃	20.24	61.39	6.5	79.76
青　海	24.21	55.82	3.13	75.79
宁　夏	15.47	69.74	3.13	84.53
新　疆	19.55	62.09	3.03	80.45

注:表中非财政拨款是指各省、市、自治区的医疗卫生行业收入中扣除来自财政拨款部分后的收入额占总收入比重。

资料来源:《中国经济普查年鉴——2004》,中国统计出版社 2006 年版。

们可以初步得出结论,在欠发达地区医疗卫生行业收入比重中,财政拨款所占比重相对较大,这与当地的经济发展水平较低有关。地区经济发展水平相对落后,居民收入水平低,所以医疗卫生投入就更需要依靠政府的投入。相对应,财政拨款占医疗卫生行业收入比重较低的省多为东部经济发达地区,如浙江省为5.21%,江苏省为6.21%,广东省为7.84%,上海为7.37%。这些地区的经济发展水平高,人均收入水平高,个人和社会便有能力将更多的资金用于医疗卫生投入,因此,医疗卫生行业发展对财政拨款依赖程度也就相对较低。

5.3.1 实证分析模型的设计

我们通过构建包括医疗卫生财政投入和非财政投入变量的经济增长模型、利用第一次全国经济普查获取的横截面数据及部分相关的社会经济数据,测度中国医疗卫生行业投入对经济增长的影响程度和影响方向。

增加卫生行业的投入将促进劳动力素质的提高,进而对经济增长产生作用。不少学者对此问题进行了理论和实证研究。杜乐勋(2000,2001)使用分布滞后模型对卫生总费用和经济增长的关系进行了研究,认为政府卫生事业费投入对GDP的影响系数是2.5。他还将政府卫生投入与教育投入进行比较,认为政府教育事业费投入对GDP的影响系数是1.26,卫生服务消费的投资乘数是17.8,卫生服务投资的宏观经济效益并不比教育投资差,而且比预算内基本建设投资效益好。王远林等(2004)利用1990年以来我国公共卫生的Pool数据,通过引入公共卫生投资变量的经济增长模型对公共卫生投资与区域经济增长的关系进行了实证分析,并得出了公共卫生投资对区域经济增长的影响非常明确,东部、中部、西部人均公共卫生事业费对人均GDP增长的贡献率分别为0.21、0.13和0.96。公共卫生投资对区域经济增长的影响呈现出明显的阶段性特征。随着经济增长水平的提高,公共卫生投资对区域经济增长的贡献呈现出明显的“高—低—高”的变化趋势。陈洪海、黄丞、陈忠(2005)在需求函数的框架下,采用协整方法研究了我国卫生总费用与经济增长之间的关系。实证结果表明,真实人均GDP与真实人均卫生费用之间存在着长期均衡关系,这一结果意味着,随着我国经济的增长,国家应以更快的速度增加卫生服务的供给以满足广大人民的卫生服务需求。苗俊峰(2006)在其硕士论文中利用协整模型实证分析了公共卫生投入对经济增长的贡献率,并得出了结论:我国公共卫生支出与实际经济增长之间不存在互馈效应。我国公共卫生支出对实际经济增长的影响较为明显,但经济的长期增长并没有使公共卫生支出有太多的增长。我国公共卫生支出对经济增长的弹性系数和贡献率较高。我国公共卫生支出对经济增长的贡献率甚至高于人力资本的贡献率。

上述研究都是从公共卫生投入的经济增长效应而进行的研究。我们知道,卫生投入不仅包括公共卫生投入而且还包括非公共投入,即个人和社会投入部分。但关于个人及社会投入对经济增长的贡献情况在相关文献中还很少有人进行研究,而第一次全国经济普查资料恰好为我们提供这方面的信息,为此,这里我们将对卫生投入区分为不同投入主体——政府和非政府(个人与社会)投入来探讨政府卫生投入与非政府卫生投入对经济增长的贡献特征。

在对经济增长进行经验研究时,通常使用的方法可以分为两类:一类是成本效益分析法,即计算某一卫生投入的总成本和社会经济效益(总收益),用总收益比总成本进行分析。另一类是建立计量经济模型进行分析,即医疗卫生支出的经济增长弹性。所用模型主要有:(1)经济增长与公共卫生支出的线性模型;(2)在经济增长模型中加入和医疗卫生投入相关变量,形成新的经济增长模型;(3)利用时间序列模型,如协整模型或分布滞后模型等。

我们也使用生产函数这个基本的分析框架来分析医疗卫生行业发展对经济增长的贡献,和前人研究只是加入公共卫生投入变量不同的是,我们生产函数模型中加入了政府投入和非政府投入两个投入变量,使研究更有理论和实用价值。

具体地,为了度量卫生行业投入对经济增长的贡献,我们创造性地应用生产函数,提出了卫生生产函数。

根据柯布—道格拉斯生产函数:

$$Y = AK^{\alpha_1}L^{\alpha_2} \tag{5.25}$$

这里,Y,K 和 L 分别代表总产出、资本投入和劳动力投入。α_1 和 α_2 分别为资本和劳动力要素的产出弹性。A 为效率参数,表示除了资本和劳动力投入之外,其他因素对经济增长的影响,它不仅包括地区资源禀赋、制度差异和跨时间的影响,还包括那些不可度量的因素的影响。

考虑到增加投入,医疗卫生服务水平的提高可以提升劳动力质量,也就相当于可以使初始劳动力的投入量按一定比例增加,因此,可以把劳动力 L 分解为初始劳动力 L_0 与卫生投入 E 的乘积,并对柯布—道格拉斯生产函数两边取自然对数之后得到:

$$LnY = LnA + \alpha_1 LnK + \alpha_2 LnL_0 + \alpha_3 LnE \qquad (5.26)$$

进一步,为了考察不同医疗卫生服务投入主体的投入对经济增长的作用,我们还可以进一步将卫生行业总投入 E 分解为政府投入和非政府投入两部分,其中,E_1 表示政府投入,E_2 表示非政府投入即医疗卫生行业投入中剔除政府财政拨款额后的剩余部分,这样,我们就得到了卫生行业投入与经济增长关系的经济计量模型:

$$LnY = LnA + \alpha_1 LnK + \alpha_2 LnL_0 + \alpha_3 LnE_1 + \alpha_4 LnE_2 + \varepsilon \qquad (5.27)$$

其中,α_3 和 α_4 分别为卫生行业政府投入和非政府投入的产出弹性。由生产函数理论,上式揭示了不同主体的卫生行业投入与经济增长的关系,并用它们的弹性表示。进一步,可由这些弹性来反映卫生行业投入对经济增长的作用。

5.3.2　基于全国的实证分析

5.3.2.1　样本数据的说明

在实证分析中,经济增长用第一次全国经济普查调整后的各省、自治区、直辖市的 2004 年地区生产总值表示,劳动力投入用 2004 年各地区从业人员数表示,医疗卫生行业收入中的政府财政投入为第一次全国经济普查办公室提供的医疗卫生行业收入中的政府财政拨款额。物质资本投入量指标用 2004 年各省、市、自治区的固定资产净值表示。

固定资产净值是指考虑了折旧后的固定资产价值。由于在相关统计资料中还无法直接获得各省、市、自治区的固定资产净值,为此,我们采用永续盘存法对各省、市、自治区的固定资产净值进行了估算。

在估算中,首先需要确认初始固定资产存量。由于统计资料的限制,本书假定各省、市、自治区的初始固定资产存量在 1978 年全部形成,且 1978 年的固定资产存量总额为当年固定资产投资额的 10 倍计算。

1978～2004 年各省、市、自治区固定资产存量总额的计算公式为:

$$K_t = K_{t-1}(1 - \sigma_t) + I(t) \qquad (5.28)$$

其中,K_t 和 K_{t-1} 为第 t 年和第 $t-1$ 年的固定资产存量,$I(t)$ 为第 t 年的

固定资产投资额，σ_t 为折旧率。折旧率的数值我们参考了李京文教授等人的资料，采用经验的折旧率[①]进行计算：1978～1984 年的平均折旧率为 4.3%，1985～1989 年平均折旧率为 5.2%，1990 年以后，平均折旧率为 5.6%。

5.3.2.2　模型拟合

根据样本数据（由于绝大多数数据已列于表 5.4，这里不再列出）对模型 (5.27)进行参数估计，由于经济增长模型中各变量之间可能存在线性相关，从而使数据无法满足 Gauss-Markov 条件，此时若仍然使用最小二乘法，会造成伪回归。因此，本书采用主成分估计法，力求从参数估计的角度提高模型拟合程度。

主成分估计是由 W. F. Massy 于 1965 年提出来的，是在保持原始数据信息损失最少的前提下，通过线性变换将原始自变量集合由高维空间映射到一个低维空间，从而实现数据的降维。在这个低维空间中，由于变量之间相互正交，所以使用这些综合了原始自变量集合最大信息的新综合变量进行回归分析时，将不再会存在使用普通最小二乘时的秩亏问题。同时，由于主成分估计中产生的新综合变量提取了原始变量最大的信息量，因而不会影响回归的结果。

主成分估计的步骤主要包含两步：一是将自变量重新线性组合；二是在新的组合变量中去掉那些方差小的，而留下方差大的主成分。

第一步，设模型相关矩阵 $N = A^T U A$ 的特征根为 $\lambda_1 \geqslant \lambda_2 \geqslant \cdots \geqslant \lambda_m$，特征根 λ_i 对应的特征向量 u_i，选取标准化的向量 u_i，使 $u_i^T u_i = 1$。利用这 m 个特征向量对原来变量作线性组合：

$$F_j = u_{j1} X_1 + u_{j2} X_2 + \cdots + u_{jm} X_m$$

式中，$j = 1, 2, \cdots, m$。

第二步，按方差大小排序，去掉方差太小的那些 F_j，而留下方差较大的前 r 个 F_j（要保证前 r 个方差的和占总方差的比重超过 85%）。并求出因变量 Y 关于 F_j（$j = 1, 2, \cdots, r$）的回归方程，然后再将原变量代回主成分 F_j 中，就得到因变量 Y 关于自变量 X 的回归方程。

---

① 李京文、[美]D. 乔根森、郑友敬、[日]黑田昌裕等：《生产率与中美日经济增长研究》，中国社会科学出版社 1992 年版。

　　具体地,我们首先利用 SPSS 软件对物质资本、劳动力投入、政府财政投入和非政府财政投入这四个指标进行主成分分析。在主成分分析中,相关矩阵的两个最大特征根的综合贡献率达到了 95.4%,这说明两个主成分基本上可以代表原来的 4 个指标的 95.4% 的信息,信息的综合程度良好,故选用这两个主成分就可以代替上述 4 个指标。

　　这两个主成分分别是:

$$F_1 = 0.972LnK + 0.884LnL + 0.925LnE_1 + 0.967LnE_2$$

$$F_2 = -0.00392LnK + 0.457LnL - 0.275LnE_1 - 0.116LnE_2$$

　　将主成分 F_1 和 F_2 作为解释变量,LnY 为被解释变量,利用 SPSS 软件做 OLS 估计得到回归方程:

$$LnY = 2.223 + 0.321F_1 - 0.242F_2 \qquad (5.29)$$
$$(7.471^*)(28.775^*)(-1.865^*)①$$

$$R^2 = 0.969, 调整 R^2 = 0.967, F = 444.115, Sig = 0.000$$

　　将 F_1 和 F_2 替换为原来的解释变量,就可以得到包含医疗卫生投入变量的经济增长计量模型:

$$LnY = 2.223 + 0.313LnK + 0.1727LnL + 0.2915LnE_1 + 0.338LnE_2$$
$$(5.30)$$

　　拟合结果表明,模型的拟合优度较高,R^2 和调整 R^2 都超过了 0.96,即模型中的自变量解释了 96% 以上的真实国内生产总值对数的变化,并且模型的 F 值很大,说明了我们所选择的变量在整体上对被解释变量有显著的影响。

　　5.3.2.3　拟合结果的说明

　　由于参数是显著的,所以医疗卫生行业投入对经济增长的影响是显著的,而且这一影响是正向的。在计量模型中包含的四个影响因素中,医疗卫生行业收入中的非政府财政投入变量对经济增长的贡献效率最高,弹性系数为 0.338,即医疗卫生行业中社会和个人投入每增加 1 个百分点,国内生产总值可以提高 0.338 个百分点。虽然在中国目前经济增长各影响因素中,资本投入的贡献仍然是最大的,但通过本部分的实证结果中的弹性系数可以看出,医

---

　　①　模型(5.29)中扩号内的数值为 t 检验值,* 表示在 5% 的水平下显著,本书后面对 * 号的解释与此相同。

疗卫生投入对经济增长的贡献有巨大的潜力。其次为物质资本存量,弹性系数为 0.313。位于第三位的是医疗卫生收入中的政府财政投入,弹性系数为 0.2915,政府财政拨款占国内生产总值比重每提高 1 个百分点,可以使国内生产总值提高 0.2915 百分点。排在最后一位的是劳动力投入对经济增长的贡献,其弹性系数为 0.1727。

由此我们可以得出结论,加大对医疗卫生行业的投入对经济增长的促进作用是显著的。也就是说,从宏观层面看,通过加大投入促进医疗卫生行业的发展,进而通过提高人力资本和优化资源配置的途径来促进经济增长是有效的。

从政府财政投入与社会和个人投入对经济增长的贡献看,二者在对经济增长的贡献效率上相差无几,其中,政府在医疗卫生上的财政投入产出比是相当可观的,仅比效率最高的个人和社会投入变量的弹性系数小 0.047。因此,不适当地削减政府医疗卫生投入,或者不能适应社会医疗卫生需求而相应地增加政府财政投入,表面上似乎是节省了财政支出,但其结果反而是降低了经济增长,最终将导致财政收入的减少。

而现实情况是,近年来,中国医疗卫生投入中政府投入比重在逐渐下降,医疗卫生投入增长更多在依靠个人和社会投入。在目前中国人均收入水平还不高、增长速度还不很快的情况下,单纯地依靠个人和社会来大幅度地提高医疗卫生投入显然不很现实。因此,需要各级政府切实地采取有效措施,加大政府对医疗卫生行业投入,这不仅有利于提高人民的健康水平,而且对于加快中国经济增长也是一个十分有效的途径。

我们还应当看到,目前中国医疗卫生的财政投入并不高,持续多年的高速经济增长积累的财力已使中国有能力加大对医疗卫生的投入。而且,在财政投入增长的同时,居民个人医疗卫生投入会同步减少并会转化为消费或投资,这样一来,整个经济总量就会增长,税收也会得到同步增长,整个经济循环就会得到改善。另外,强化政府对医疗卫生行业的投入,特别是加强面向公众的公共卫生和基本医疗服务体系建设,对于扩大就业等作用也都是非常明显的。

5.3.3　基于省际数据的实证分析

卫生行业属于向社会提供医疗卫生服务的公共产品和准公共产品生产部门,其发展需要政府财政的积极参与,恰当的财政政策既有利于提高卫生行业服务效率,又可以实现社会相对公平,反之可能导致社会福利受损。如前所述,在中国不同区域之间,医疗卫生设施和投入都存在较大差异。由第一次全国经济普查资料我们发现,中国东部、中部和西部地区政府对卫生行业的投入存在着较大差异,显然,在目前中国人均收入水平还不高的情况下,区域医疗卫生投入差异的存在必然会在一定程度上增加区域居民生活质量和劳动力素质间的差异,从而影响到区域经济增长。

对于不同区域来讲,医疗卫生投入对其经济增长的影响特征可能并不相同,需要我们针对不同区域进行重新考虑。而且,通过对不同区域医疗卫生行业投入对其经济增长特征的考察,可以使各地区政府充分认识本地区的具体情况,这对于各级政府从实际出发来制定本地区社会经济发展政策和规划具有重要的理论价值和现实意义。这里,我们以全国第一次经济普查资料为基础,在对我国区域医疗卫生行业政府投入特点分析的基础上,分析东、中和西部地区卫生行业政府投入影响其经济增长的特征。

5.3.3.1　区域的划分

在区域的划分上,我们还是根据前面的划分方法,将全国 31 个省、自治区和直辖市分为东部、中部和西部三大地带。其中,东部地区有 11 个省、市、自治区,中部有 8 个省、市、自治区,西部有 12 个省、市、自治区。

5.3.3.2　模型拟合

在实证分析中,我们采用的模型与(5.27)完全相同,模型参数的估计方法也是采用主成分分析法。

东部地区:

通过对物质资本存量、劳动力投入、医疗卫生的政府财政投入和非财政投入共四个变量的对数进行主成分分析,得到两个主成分:

$$F_1 = 0.982LnK + 0.854LnL + 0.931LnE_1 + 0.968LnE_2$$

$$F_2 = 0.0078LnK + 0.511LnL - 0.32LnE_1 - 0.222LnE_2$$

关于主成分的回归模型为:

$$LnY = 0.362F_1 + 0.527F_2 \tag{5.31}$$
$$(18.301^*)(2.274^*)$$

其中,$R^2 = 0.999$,调整 $R^2 = 0.999$,$F = 4099.7$,$Sig = 0.000$。

将 F_1 和 F_2 替换为原来的解释变量,就可以得到:

$$LnY_{东} = 0.359LnK + 0.278LnL + 0.168LnE_1 + 0.233LnE_2 \qquad (5.32)$$

中部地区:

同上,通过主成分分析,得到的两个主成分分别为:

$$F_1 = 0.971LnK + 0.961LnL + 0.338LnE_1 - 0.942LnE_2$$

$$F_2 = -0.145LnK - 0.1331LnL + 0.741LnE_1 - 0.073LnE_2$$

关于主成分的回归模型为:

$$LnY = 2.13 + 0.32F_1 + 0.612F_2 \qquad (5.33)$$

$$(4.392^*)(12.967^*)(3.957^*)$$

其中, $R^2 = 0.973$,调整 $R^2 = 0.963$, $F = 91.16$, $Sig = 0.000$ 。

将 F_1 和 F_2 替换为原来的解释变量,就可以得到:

$$LnY_{中} = 2.13 + 0.229LnK + 0.218LnL + 0.561LnE_1 + 0.228LnE_2 \qquad (5.34)$$

西部地区:

同上,通过主成分分析,得到的两个主成分分别为:

$$F_1 = 0.940LnK + 0.941LnL + 0.922LnE_1 + 0.979LnE_2$$

$$F_2 = -0.188LnK - 0.132LnL + 0.384LnE_1 - 0.0536LnE_2$$

关于主成分的回归模型为:

$$LnY = 1.791 + 0.286F_1 - 0.226F_2$$

$$(2.932^*)(12.197^*)(-2.549^*)$$

其中, $R^2 = 0.961$,调整 $R^2 = 0.951$, $F = 98.11$, $Sig = 0.000$ 。

将 F_1 和 F_2 替换为原来的解释变量,就可以得到:

$$LnY_{西} = 1.791 + 0.298LnK + 0.311LnL + 0.292LnE_1 + 0.177LnE_2 \qquad (5.35)$$

上述三个模型拟合程度很好,均通过显著性检验,而且判定系数也很高。

5.3.3.3　拟合结果的说明

由三个包含医疗卫生投入变量的区域经济增长计量模型的拟合结果可知,医疗卫生投入对区域经济增长的影响是显著的,而且是正向的。东部、中部和西部地区的政府财政投入变量对 GDP 增长的弹性系数分别为 0.168、0.561 和 0.292,非财政投入变量对区域经济增长的弹性系数分别为 0.233、0.228 和 0.177。实证结果表明,各区域都应该充分地重视医疗卫生投入,切实地提高政府医疗的卫生投入水平,这对于经济增长是十分有利的,2004 年,各区域医疗卫生投入对经济增长贡献的弹性系数见表 5.5。

表 5.5　2004 年区域医疗卫生投入对经济增长贡献的弹性系数表

区　域	政府财政投入	非政府财政投入
东部地区	0.168	0.223
中部地区	0.561	0.228
西部地区	0.292	0.177

此外,政府财政投入和个人与社会投入对区域经济增长的影响具有明显的地域特征。在经济发展水平相对比较落后的中西部地区,政府的医疗卫生财政投入对经济增长的贡献要明显高于经济比较发达的东部地区;而个人和社会医疗卫生投入对区域经济增长贡献来说则恰恰相反,东部地区的社会和个人投入对经济增长的贡献高于中西部地区。从地区自身的比较看,相同比例的投入,东部地区个人和社会投入对区域经济增长的贡献超过了政府财政投入的贡献;而对于中西部地区来说,政府财政投入对区域经济增长的贡献高于社会和个人投入对经济增长的贡献。也就是说,从中国目前的情况看,随着经济发展水平的提高,医疗卫生投入结构对区域经济增长随着经济发展水平的不同而呈现出不同的特点。

我们认为,医疗卫生行业投入结构对区域经济增长的影响呈现出不同特征的合理解释是:对于中西部地区来说,由于经济基础相对落后,医疗卫生设备较差,医疗卫生人员专业化水平低,服务水平不高,当地居民对公共基础医疗和卫生防疫等基本服务需求都难以得到充分满足,这使得医疗卫生水平成为制约区域经济增长和生活水平提高的瓶颈。此时,由政府财政投入的公共卫生投资边际收益高,因此对经济增长的边际贡献也就大。而对于东部地区来讲,由于经济比较发达,人民生活质量较高,对医疗卫生服务的层次和质量相对来讲高于中西部地区,医疗卫生设施较齐全,医疗卫生服务水平也较高,居民对基础医疗和卫生防疫等需求基本得到满足,因此由政府财政投入的基础医疗和公共卫生投资的边际收益也相对降低,公共卫生投资对经济增长的边际贡献也就有了下降的趋势。

由此看来,目前中国中西部地区尚处于公共卫生投资作用于经济发展的初级阶段,在这种情况下,应进一步加强中西部地区的公共卫生投资。这不仅可以提高公共卫生服务水平和医疗服务的可及性,使所有人能够享有更好的公共卫生服务,同时对于拉动中西部地区的经济增长和提高人民生活水平也有着非常明显的作用。

5.4　小　　结

研究医疗卫生行业发展对经济增长的影响具有十分重要的理论价值和现实意义。本章利用多种现代定量分析方法实证分析了卫生行业发展对中国经济增长的牵动作用,并在进行研究、论证的同时,揭示了中国卫生行业发展过程中存在的问题。

5.4.1　实证研究了中国人的健康与长期经济增长的关系

医疗卫生行业对人的最直接的作用就是促进人的健康。虽然经济学家在微观层面上已经确定了健康对人的能力的正向影响,但这种影响是否会扩展到宏观层面上,尤其对于长期来说还是一个需要进行实证的问题。具体地,人的健康对经济增长是短期的还是长期的,健康对经济增长的影响是外生的还是内生的,如果是外生的,那么它对经济增长的影响将是短期的,而如果健康对经济增长的影响是长期的话,那么它将会显著地改变经济增长的路径。我们通过协整理论和误差修正模型对上述问题进行了实证分析。实证分析结果显示,在中国过去的五十多年里,健康水平的改善减少了对人的能力的约束,从而增加了经济增长的步伐。健康水平的改善不仅仅是增长的副产品,它确实是加快了经济增长。此外,实证分析还表明,健康是影响长期经济增长的重要因素,教育水平的提高不能代替健康水平变动对经济增长的作用。当然,我们也不能否定教育投资对经济增长的作用,教育水平与健康水平作为人力资本的两个方面是紧密结合,共同作用于经济增长。

5.4.2　对不同主体的卫生行业投入对经济增长贡献的差异进行了分析

健康水平对经济增长的作用是显著的,而且是长期的。而提高健康最为直接和最有效的手段就是提高医疗卫生条件,因此,增加医疗卫生行业的投资,提高医疗卫生水平必然会对经济增长产生促进作用。本节我们通过第一次全国经济普查数据实证分析医疗卫生行业的投入对经济增长的贡献。我们首先创新性地构建了中国卫生生产函数,然后以模型进行实证分析。实证结果显示,加大对医疗卫生行业的投入对中国经济增长具有显著的促进作用,尤其是,政府在医疗卫生行业上的财政投入产出比是相当可观的。不适当地削减政府医疗卫生投入,或者不能适应社会医疗卫生需求而相应地增加政府财政投入,表面上似乎是节省了财政支出,其结果反而是降低了经济增长,最终将导致财政收入的减少。最后,我们对东、中和西部地区医疗卫生行业发展对经济增长贡献进行了经济计量分析。分析结果表明,中国医疗卫生行业的财政投入和非财政投入对经济增长的影响具有明显的地域特征。相同比例的投入,东部地区的非财政投入对区域经济增长的贡献超过了政府财政投入的贡献,对于中西部地区来说,政府财政投入对区域经济增长的贡献高于非财政投入对经济增长的贡献,因此,加大对中西部地区的医疗卫生的财政投入对于中西部地区的经济发展是十分重要的。

第 6 章

归结:卫生行业与经济建设
联动发展的政策建议

全面协调可持续发展,促进经济社会和人的全面发展,人和自然以及社会和谐是科学发展观提出的要求,而加快卫生行业发展是贯彻落实科学发展观,实现经济与社会协调发展,是构建社会主义和谐社会的重要内容之一。随着经济和社会发展,人们已经越来越认识到,健康与教育一样,是使人类体现价值的基本潜能之一,良好的国民健康素质是经济社会全面、协调、可持续发展的重要保证。党的十六大明确地将建立适应新形势的卫生服务体系和医疗保健体系、改善农村医疗卫生状况、提高城乡居民的医疗保健水平及全民族的健康素质作为全面建设小康社会的宏伟目标之一。胡锦涛总书记在中共中央政治局 2006 年的第 35 次学习时提出,在经济发展的基础上不断提高人民群众健康水平,是实现人民共享改革发展成果的重要体现,是促进社会和谐的重要举措,是党和政府义不容辞的责任。

改革开放三十年来,医疗卫生行业在满足人们基本医疗卫生保健服务方面作出了巨大贡献,人民的健康水平不断提高。按照世界卫生组织确定的标准衡量一个国家的人民健康水平有三大指标,人均期望寿命、婴儿死亡率和孕产妇死亡率。从三大指标的变化看,中国人民健康水平已经达到了发展中国家较高的水平,已基本建立起遍及城乡的医疗卫生服务体系,初步建立了城镇职工医疗保障制度,开展了新型农村合作医疗制度,重大传染病防治取得了明显进展,妇女儿童卫生保障水平得到了进一步提高。

但同时我们也应当看到,医疗卫生行业发展还存在一些问题,还面临着巨大的挑战。通过本书分析我们发现,中国医疗卫生行业的发展还存在着卫生资源总体不足、区域不均衡、城乡不均衡、机构不均衡、公共卫生服务不足等问题,致使人们享有医疗卫生服务的公平性、可及性以及医疗卫生服务质量降低,医疗卫生行业的发展已经难以满足人民群众日益提高的对健康素质的要求。健康素质从微观上讲是个体身体和心理的社会适应能力,从宏观上讲是一个国家或地区人群健康状况的综合反映。提高全民族的健康素质作为全面建设小康社会的重要目标之一,必须与全面小康社会的总体目标相统一,与中国的社会经济发展水平相适应。这就要求中国的医疗卫生行业必须做出必要调整和选择。

　　本章在借鉴国际经验的基础上,针对中国医疗卫生行业发展过程中存在的问题,从公共财政政策、政府责任及医疗卫生行业自身发展模式等方面提出若干具有可操作性的政策性建议。

6.1　医疗卫生服务市场失灵的消极后果

　　自改革开放以来,中国的医疗卫生体制发生了很大的变革,最主要的标志是医疗卫生事业由计划经济时代的政府投入为主向市场化、商业化为主转变,这一转变为中国医疗卫生行业的发展提供了机遇。通过引入了民间资本、国外资本,加强不同所有制的卫生机构的竞争,使中国医疗卫生行业积累起可观的物质基础,基本形成了比较系统的服务体系与供给能力。由第一次全国经济普查数据我们可以看出,中国各类医疗卫生服务机构的数量、医生、护士的数量以及床位数量都得到了快速增长,医疗卫生行业从业人员的学历结构和职称结构得到了较大幅度的提高,医疗卫生服务的技术水平不断提升、诊疗项目不断增加。此外,所有制结构上的变动、管理体制方面的变革以及多层次的竞争,明显地提高了医疗服务机构及有关人员的积极性,内部运转效率有了普遍提高。可以说,改革开放使中国医疗卫生行业发生了巨大变化。

　　但我们在看到市场化改革积极成果的同时,也应当看到市场化失灵使医疗卫生体制改革出现了严重的消极后果,这也是人民群众对医疗卫生行业普遍不满意的主要原因。

　　在现代经济学框架下,公共产品、外部性、自然垄断和信息不对称的存在会导致市场失灵。市场失灵是指市场不能产生其应有的积极作用,或其正效应受到严重制约而负效应却大量产生,消极影响却不断扩散蔓延的现象。中国医疗卫生服务市场因其特殊的经济与技术特点,也存在一般意义上的市场失灵,从而使市场机制对卫生资源的配置偏离了最优状态。医疗卫生服务市场的市场失灵会造成一系列的消极后果。

6.1.1 市场失灵使医疗卫生服务的公平性下降

卫生服务的公平性是指在不同个体或群体之间进行公平的资源分配或公平对待,对于合理的卫生服务有广泛的、同等的可比性,并且在不同收入阶层之间对卫生筹资的负担进行公平分配。而在市场机制下,医疗卫生服务的分配取决于消费者的收入水平,高收入者可以得到较多的、较高质量的卫生服务;而低收入者将得到较少的、较低质量的卫生服务。目前,中国居民收入还不高,居民收入差距特别是城乡居民收入差距较大,医疗卫生行业市场化运行机制必然会造成卫生服务不公平分配。中国医疗机制改革的实践表明,缺乏政府的有效干预,而仅仅依靠市场机制,不能解决公平问题。在 2000 年世界卫生组织对成员国卫生筹资与分配公平性的评估排序中,中国列 188 位,在191 个成员国中列倒数第四位。

6.1.2 市场失灵使医疗卫生服务的可及性降低

医疗卫生的普遍服务性质决定了它必须能够及时满足每一位患者的需要。因此,医疗卫生服务体系本身必须是多层次的、布局合理的。商业化、市场化的服务方式不仅无法自发地实现这一目标,反而导致医疗服务资源在层次布局上向高端服务集中,在地域布局上向高购买力地区集中,致使医疗卫生服务的可及性大大降低。而且,市场化的取向不可避免地导致卫生总费用在城乡之间分布严重失衡,导致城乡二元差距不断拉大。

通过对第一次全国经济普查数据,我们可以清楚地看到,中国医疗卫生行业的发展出现了明显的区域不均衡、城乡不均衡、机构不均衡等市场失灵现象。特别是,由于各级医院的布局不同,居民的支付能力和拥有医疗保险的情况不同,城乡居民在利用医疗服务方面有显著差异。城市居民可以更多地利用市级以上大医院的住院服务,而农村居民则多利用县级以下基层医院的服务。

6.1.3 市场失灵造成公共卫生服务不足

公共产品是相对私人产品而言,它一经提供,便在消费上不具排他性,在供给上不具竞争性。在医疗卫生领域中的计划免疫、疾病监测、妇幼保健、健康教育、卫生监督、监测评价及特种行业人员预防性健康查体等都具有公共产品或准公共产品属性。由于这些服务具有公共品或准公共品性质,单纯地依靠市场调节不但无法提供充分的服务,还会导致卫生资源的不合理配置,因此,盲目将公共卫生服务机构推向市场,是不符合经济规律和卫生事业发展要求的。目前,各级政府尤其是基层政府对公共卫生领域的重视程度和投入数量不足,过于强调市场对卫生资源的配置作用,缺乏政策财政的有利支撑,严重地影响了公共卫生服务的数量和质量。关于政府公共卫生财政拨款的不足,我们从第一次全国经济普查中医疗卫生行业财政拨款额占行业总收入的比重就可以明显看出,而且相对于经济不发达的地区来讲,这一问题更加严重。目前,我国公共卫生服务出现的较突出的供需不平衡情况,已经严重制约了公共卫生服务应有的作用和功能。

6.1.4 市场失灵造成医疗卫生服务的宏观效率低下

从全社会角度来讲,医疗卫生事业发展的目标是以尽可能低的医疗卫生投入实现尽可能好的全民健康结果。对于中国这样的发展中国家,只有选择成本低、健康效益好的医疗卫生干预重点及适宜的技术路线,才能实现上述目标。但在市场化的服务体制下,医疗卫生服务机构及医务人员出于对营利目标和自身经济效益的追求,其行为必然与上述目标发生矛盾,从而造成了中国改革开放以来医疗服务价格以及全社会卫生总投入迅速攀升,但全民综合健康指标却没有得到相应的改善。在某些领域特别是公共卫生领域,一些卫生、健康指标甚至恶化,改革开放前已被控制的部分传染病、地方病死灰复燃,新的卫生、健康问题也不断出现。医疗卫生事业宏观效率的低下,会导致一系列消极的社会与经济后果。它不仅影响到国民的健康,也带来了诸如贫困、公众不满情绪增加、群体间关系失衡等一系列社会问题。

6.2 强化政府责任,促进医疗卫生行业发展

随着经济发展和生活水平的提高,广大人民群众对医疗卫生服务的需求

在层次、数量和质量方面都发生了变化,提出了更高的要求。然而,目前我国的医疗卫生服务系统无论是从总量上还是结构上并没有完全满足全体社会成员获得基本卫生保健服务的需求,仍存在着财政投入总量不足、医疗卫生资源配置不合理以及使用效率不高,农村和城市社区卫生服务发展缓慢等问题。

医疗卫生领域是一个存在大量市场失灵的社会经济领域,市场力量主宰医疗资源的配置对公平和效率都会产生不利的影响。医疗卫生行业的特殊性以及卫生领域的市场失灵,使得无论是基本保障目标选择还是医疗卫生的干预重点选择,依靠市场都无法自发实现合理选择。医疗卫生行业在各国都被认为是非常特殊的行业,在大多数国家,都是政府参与很强的领域。政府参与的理由主要基于认为在医疗卫生部门存在明显的市场缺陷,即在竞争市场中,当违反了竞争市场的基本要求时,通常就不能达到供求上的经济效率。因此,在卫生资源的配置过程中,不可能指望依靠市场机制纠正资源配置无效率状态,实现帕累托最优。政府应该有所作为,特别是在市场机制无法正确调整卫生公共产品的生产和有效利用时,出路只能是强化政府责任,发挥政府的主导作用,通过政府职能来实现卫生公共产品的供给和需求。

卫生资源配置就是在不同用途之间分配卫生资源,既包括在空间上的分配,又包括在时间上的分配,卫生资源的配置状况可以用卫生资源的总量和结构来表示。卫生资源配置的总原则是要使卫生资源发挥最大的社会效益和经济效益,即通过总量和结构的合理配置使卫生服务的提供同时满足两个条件,即有效性和经济性。卫生资源的优化配置就是所提供的卫生服务既满足居民的健康需要,又符合成本低、效率高的要求。对于政府来说,只有通过选择适当的干预方式和干预重点,科学、公平、合理地进行卫生资源的有效配置,提高其运行效率,才能在更好地服务于发展卫生事业和增进全体社会成员的身心健康方面承担更大的责任。

当然,正如市场不是万能的一样,政府的行为也存在缺陷,会导致"政府失灵"。政府失灵有两种表现,一是政府的过度干预,即超出所需要的范围和力度。这种干预不仅不能弥补市场功能之不足,相反却限制了市场机制作用的正常发挥,引起经济关系的扭曲,降低了卫生资源配置使用的效率;二是政府干预的范围和力度不够,或干预的目标和方式的选择不合理。这种干预必然会导致市场失灵,引起医疗卫生服务市场的混乱。在卫生服务市场中,政府在注意"市场失灵"的同时,又必须警惕酿成"政府失灵",要力争做到政府干预的合理、适度和有效,实现医疗卫生服务市场健康有序的发展。

6.2.1 强化政府的筹资和分配功能

6.2.1.1 确立人民健康福利优先的发展思路

这是由医疗卫生事业在国民经济中的地位和作用决定的。医疗卫生事业是造福于人民的事业,关系到经济发展和社会稳定的全局,在国民经济和社会发展中具有独特的地位,发挥着不可替代的作用。全民族健康素质的不断提高,是社会主义现代化建设的重要目标,是人民生活质量改善的重要标志,是社会主义精神文明建设的重要内容,是经济和社会可持续发展的重要保障。

强化政府筹资功能,首先要确保政府对公共卫生事业的投入。公共卫生事业属于典型的公共产品,提供公共卫生服务是政府的基本职责。这一点在任何情况下都不能动摇。除此之外,在一般医疗领域,基于个人疾病风险的不确定性及个人经济能力的差异,政府也必须承担筹资与分配责任,这是实现社会互济和风险分担的前提,也是实现合理干预目标的基本条件之一。

而且本书的实证结果也表明,投资于人民卫生健康的收益远高于在健康不安全条件下的损失,是最有效益的。健康不仅仅是经济发展的副产品,通过加大对于医疗卫生事业的投入,促进人的健康水平的提高,最终将有利于长期的经济增长。我们应该提出确立人民健康福利优先的思路,并按照这个思路,将政府宏观经济政策向有利于提高人民健康水平的方向发展,并且重新界定政府在卫生领域的职能,调整卫生投入方向,把投资于人民健康作为我国下一步卫生改革和发展的战略核心。

6.2.1.2 做好区域卫生规划

区域卫生规划是区域内国民经济和社会发展计划的组成部分,实施区域卫生规划是我国卫生改革和发展的重大举措,是政府在社会主义市场经济体制下,对卫生事业进行宏观调控的重要手段,是区域内合理配置和有效利用卫生资源的必然要求。区域卫生规划的目的是逐步建立其与市场经济体制相适应的卫生资源配置机制,合理配置和优化组合区域内的全部卫生资源,建立起与当地社会经济发展相适应的,能经济有效地向全体居民提供基本卫生服务的体系,有效地改善和提高卫生综合服务能力和资源的利用效率。

区域卫生规划要从国情出发,与区域内国民经济和社会发展水平相适应,与人民群众的实际健康需求相协调。区域卫生规划要优先发展和保证基本卫生服务,大力推进社区卫生服务。要以解决主要健康问题为核心,实现区域卫生资源合理配置为目标。确立"规划总量、调整存量、优化增量、提高质量"的区域卫生资源发展与配置策略,对资源总量的规划应与社会经济发展水平相适应,与人民健康水平需要相适应,达到区域内卫生服务的供需平衡。要优先进行资源的纵向调整,加大对基层和水的资源投入,加大对农村卫生和预防保健的投入,解决层次不均衡问题。同时,要进一步加快卫生管理体制和运行机制改革,对区域内所有卫生资源实行全行业管理。

6.2.1.3 完善公共财政政策,加大财政支持力度

医疗卫生行业的政府财政投入对经济增长贡献的实证分析结果表明,政府对医疗卫生行业的投入与产出比是相当可观的,不适当地削减政府医疗卫生投入或者不能适应社会医疗卫生需求而相应地增加政府财政投入,从表面看似乎是节省了财政支出,但其结果反而是降低了经济增长,最终将导致财政收入的减少。因此,各级政府应该加大对医疗卫生行业的投入,提高医疗卫生支出在财政支出和国内生产总值中的比重。而且,对于一个国家而言,公共健康、医疗保健、卫生防疫等属于典型的公共产品,必须依靠政府的公共投资来支撑,这是政府的基本职责。各级政府应当把提供普遍和公平的医疗服务作为自己的核心职责之一,明确政府承担公共卫生和维护居民健康权益的责任,建立以政府财政为主导的公共卫生投入机制,加大政府在公共卫生领域的投入。从我国目前的财政状况看,在有限的财力下,大规模增加财政公共卫生支出是不现实的。因此,在支出安排中,应重点突出日常性的公共卫生支出,有计划地保持长期、稳定、合理的支出比例。争取在每年的公共预算中,公共卫生支出有所增长,以全面地提高公共卫生服务的可及性和公平性,满足城乡居民基本医疗卫生服务需求。

6.2.1.4 加大对中西部地区医疗卫生财政支持力度

首先,加大对中西部地区医疗卫生的财政支出有利于促进区域经济增长,加快发展区域经济。通过区域医疗卫生投入对经济增长贡献的实证分析,我们得出结论,对于经济发展水平相对比较落后的中西部地区,政府医疗卫生投入对经济增长的贡献要明显大于经济比较发达的东部地区,也就是说,政府加强对中西部地区医疗卫生的财政投入,对经济增长的促进效率要高于东部

地区。

其次,加大医疗卫生投入也是中西部地区的迫切需要。目前,医疗卫生服务仍然是中西部地区最为需要财政转移支付资金支持的公共服务项目之一。由于中西部地区自然条件差,饮食习惯不卫生现象比较普遍,卫生结构、床位数和专业技术人员数都存在明显不足,因而难以满足当地居民对卫生保健的基本要求。可以说,医疗卫生是中西部地区最为薄弱的公共服务项目之一,再加上当地居民收入较低,如没有基本的公共卫生制度保障,相当数量的人会陷入"因病致贫,因贫致病"的困境。因此,现实情况也需要通过中央财政转移支付手段来提高中西部地区的卫生保健能力和水平,大致达到均等化程度。而且,从长远看,加大对中西部地区医疗卫生的财政投入将会产生较高的回报,不仅可以有效地使用财政资金,促进中西部地区经济增长,而且还可以明显地改善中西部地区的医疗卫生设施状况,尤其是改善了中西部地区贫困人口的健康状况,改善了生活质量,提高了他们的劳动生产率和收入水平。

6.2.1.5 加大对东部地区个人与社会医疗卫生投入的财政扶持力度

区域医疗卫生投入对经济增长贡献的实证结果表明,对于经济发展水平相对比较高的东部地区来说,个人与社会医疗卫生投入对经济增长的贡献要明显大于政府医疗卫生投入,也就是说,相同比例的个人与社会医疗卫生投入对经济增长的促进效率要高于政府投入。而且相对而言,东部地区的居民和社会机构更具有加大医疗卫生投入的能力。因此,对于政府来说,应当采取包括税收优惠政策、财政扶持政策等有效措施鼓励和引导东部地区的居民和社会资本发展医疗卫生事业,建立起政府主导与市场引导有机结合的筹资机制,发展多种所有制形式的医疗机构,多渠道发展医疗卫生事业,在宏观层面上形成公立医院、民营医院、私立医院、股份制医院等多种所有制的医院并存,公平、竞争有序的医疗服务格局,在保障群众基本医疗服务的同时,满足群众多层次、多样化的医疗卫生需求。

此外,要鼓励有条件的居民,增加为提高自身健康的医疗保健服务投入。为了降低个人和家庭的风险,政府应鼓励发展自愿性质的商业医疗保险,推动社会成员之间的"互保",政府提供税收减免等优惠政策鼓励企业在自愿和自主的基础上,为职工购买补充形式的商业医疗保险,也鼓励有条件的农村集体参加保险。

6.2.1.6　变革卫生支出的投入方向，公平有效地分配卫生资源

中国医疗资源还存在着区域不均衡、城乡不均衡等问题，因此，卫生资源配置应当选择重点方向和重点领域。政府卫生财政支出的投放应由城市和大医院为主转向以中西部地区和农村基层卫生组织，重点支持乡、村两级卫生机构，解决大多数人的基本卫生问题和增进健康、预防疾病为主，特别是公共卫生服务的重点应当是广大的农村居民。政府应通过强化一般性财力转移支付来逐级解决地区间财政能力差异的问题，明确对贫困地区和贫困人口的财政补助标准，改进补助办法。同时，要根据医疗卫生服务需求和利用状况来确定资源需要量，使贫困地区有限的卫生资源发挥更大的效益。

6.2.1.7　拓宽医疗卫生筹资渠道

中国医疗卫生筹资渠道应建立以政府为主、社会为辅的筹资系统。以政府为主、社会为辅的筹资系统包括以中央和省级财政为主，市、县财政为辅的财政经费供给系统；以政府民政部门为主、红十字会等社会团体为辅的社会筹资系统；以财政补助为主、收费补助为辅的成本补偿系统。在强调政府对公共卫生投入责任的同时，还应该要鼓励社会资本特别是民营资本增加对非公共医疗卫生领域的投入，改变卫生投资形式单一的局面。要充分利用市场和社会的力量，建立多元化投融资渠道，加快营利性与非营利性医院改革与建设，全方位动员和整合各种资源参与医疗卫生行业的发展。通过倡导以人为本，提高人的健康生命质量，满足人的全面发展的需要的新理念，形成政府主导、社会参与、市场运作机制，走向政府、市场和社会共强的医疗卫生发展格局。既要鼓励企业和个人兴办公共卫生服务事业，发展多种所有制形式的医疗机构，满足群众多层次、多样化的需求，也可以尝试通过发行卫生债券、彩票等方式筹资。第一次全国经济普查数据显示，2004 年在中国的 100955 个企事业法人卫生单位中，企业卫生单位占 14.08%，其中，私营、联营、股份制、外商投资等非国有、非集体性质的卫生单位仅占企业卫生单位数的 7.83%，无论从数量上还是规模上，都存在着较大发展空间。

6.2.2　全面干预医疗卫生服务体系的建设和发展

6.2.2.1　各级政府要高度重视医疗卫生行业与社会经济的协调发展

社会经济发展不仅是指经济的数量增长和人均占有物质财富的增加，而是经济和社会的全面进步。提高居民的健康水平，改善其生活质量与生存环

境,应该成为和谐社会发展的主要目标。人是最重要的社会资源,发展医疗卫生服务并创造出其发展的社会环境和自然环境,可以说是一种资本投资,也是对最重要的社会资源的开发,不断提高居民健康素质是社会经济发展的重要目标,各级政府都必须要高度重视医疗卫生行业与经济社会的协调发展,医疗卫生行业发展的滞后会对社会经济的稳定和发展产生极大的制约。

全面建设小康社会的基本任务就是全面扩大人民的发展机会,增强人民的发展能力,提高人民的收入水平,所有这些要求各级政府强化人力资本投资,包括教育、健康等方面的全面投资。国际国内经验表明,投资于十几亿人民卫生健康的收益远高于在健康不安全条件下的损失,因而是最有效益,也是有利于改善公平的政府投资。为此,政府应通过制定和实施旨在投资于人民健康的基本公共卫生服务政策,使有限的卫生投资得到充分利用,极大地改善基本公共卫生服务在欠发达地区和低收入人群之间的可及性,缩小因贫富不均形成的健康差距和享受基本公共卫生服务水平的差距,进而提高全体人民的健康水平。

但我们同时还必须看到,医疗卫生行业的发展一方面具有保护人力资源的作用,另一方面必然要消耗大量的国家经济资源。社会经济的发展可以使一个国家有能力为医疗卫生服务业提供更多的资源投入,但是过多的医疗卫生消耗又可能成为经济增长的负担,制约经济发展,甚至带来新的社会经济问题。对于中国这样一个发展中国家来说,还存在着有限的医疗卫生资源与公众医疗卫生需求无限性的矛盾,这就要求我们应该树立科学的发展观,选择合理的医疗卫生发展模式和规模,提高效率和保证公平性,在优先满足所有居民基本医疗服务需求的基础上,尽可能满足更多社会成员的不同层次的医疗服务需求。

而且,各级政府在制定我国未来健康与宏观经济的战略规划和政策时,除了要考虑实现全面建设小康社会的卫生健康目标之外,还要结合我国经济发展和改革的大背景,考虑不断加速的工业化、城市化、市场化和全球化趋势的影响,分析多方面的因素,使得医疗卫生事业和宏观经济能够相互促进、协调发展。

6.2.2.2 转变政府管理职能,提高卫生支出效益

发达国家在卫生方面的财政支出主要是用于公共卫生而不是医院,即由

社会来投资医院,由行业来管理医院,政府的精力主要用在公共卫生的管理上。但从目前我国政府对医疗服务市场的监管情况来看,政府职能尚未完全转变,中国的政府卫生行政部门应借鉴国外成功经验,尽快从"办"机构向"管"服务转变,通过转变职能来提高卫生支出效益。应将卫生支出的投放由城市和大医院转向农村和城市基层卫生组织,重点支持乡、村两级卫生机构;增加疾病预防控制及防疫活动部门的投入,加强公共卫生和疾病预防控制工作,预防控制重大传染病的流行和蔓延,加强公共卫生和疾病预防控制工作,为群众提供基本医疗保障;加大地区间财政转移支付,并确保这些转移款项能够支援落后的西部地区的基本卫生服务;卫生投资应该向贫困和弱势群体倾斜,对穷人患者补贴不仅是公平的也是高效率的。因为对穷人健康投资的社会效益高于私人效益,它可以显著降低全社会的婴儿死亡率,提高全社会的人口预期寿命,而对高收入人群的健康补贴的私人收益高于社会收益。

6.2.2.3　改革医疗卫生服务体系和模式,以应对医疗卫生服务需求的变化

A. 实现政府与市场机制的有效结合

我国在计划经济时代过分地强调了政府在医疗卫生体系中的作用,而在前十年的医疗体制改革中又有过分市场化的倾向,始终没有处理好政府与市场的关系。政府作用的缺失导致了市场的无序和公平的丧失,而市场机制的缺乏又造成了医疗服务总体供不应求的局面和现有医疗服务提供的低效。因此,在现阶段,我国必须实现政府调控和市场机制的有效结合,利用市场机制激励作用,促进医疗卫生单位的竞争,提高卫生资源的使用效率;完善市场准入机制,积极引进外资,通过多元化办医促进医院的有序竞争,以竞争提高服务质量和管理效率,降低医疗成本和价格;利用市场的价格机制,合理制定卫生服务价格,使卫生资源得到充分合理利用。

同时,政府应该根据市场经济的特性,运用相应的市场原则,对卫生服务市场进行规制,以弥补卫生服务市场的不足和促进市场发育,克服市场失灵和降低市场成本,提高卫生服务的效率,保证医疗服务提供的公平性。

总而言之,在医疗卫生服务市场上,市场不能代替政府,政府也不能代替市场,市场不能解决或解决不好的问题,政府必须从宏观的角度进行干预和调节,使市场与政府的作用控制在适当的边界内,从而促进社会卫生资源综合配

置最优化和交易成本最小化,以促进我国卫生事业的发展,完善我国的医疗卫生服务市场。

B.大力发展城市社区医疗卫生服务,应对人口老龄化

在医疗卫生行业发展的影响因素的实证分析中,我们得出人口老龄化率是影响中国医疗卫生行业发展的重要因素。按国际标准衡量,中国已经进入了老龄化社会,而且老龄化呈加快趋势,60岁以上老年人口每年以3.2%的速度增长。如何应对老龄化进程,满足老年人对医疗卫生的需求,已经成为医疗卫生行业的一项重要任务,也是未来医疗卫生行业发展的重要推动力。

大力发展社区医疗卫生服务和社区护理服务是为老年人提供有效医疗卫生服务发展的关键。一般来说,老年人口由于身体方面的因素,易患一些慢性病,不需住院治疗,但又需长期坚持治疗,或者是出院后仍需恢复治疗、康复,因此,通常需要及时、方便的社区医疗服务和社区护理服务。各地政府应通过加强社区老年卫生工作,大力发展社区老年卫生服务,充分利用城市现有卫生资源,以优质、便捷、经济为原则,为老年人提供预防、医疗、护理和康复等多种服务,逐步把老年人的基本健康问题大部分解决在社区。

社区卫生服务也是中国卫生服务改革的一个组成部分,在卫生服务体系中起着综合服务的功能,是医院服务的延续和补充,可以为居民提供安全、有效、便捷、经济的公共卫生服务和基本医疗服务,其优势已在现实生活中得到充分的显现并得到迅速的发展。但是,目前社区医疗卫生服务的功能还有待于进一步加强和完善。到目前为止,各地区的社区卫生服务机构的覆盖面还普遍较窄,即使是在卫生资源条件较好的大城市上海、北京和天津,社区医疗服务的机构也都太少。而且现有的许多社区卫生服务点也存在着服务质量参差不齐、技术力量薄弱、人员素质偏低等问题。有的社区医疗服务点甚至只是打针、买药,没有建立居民健康档案、开展健康教育宣传工作。因此,各级地方政府应提高重视程度,将社区卫生服务纳入政府公共事业范畴,统筹规划与管理。在经济发展的基础上遵循不断满足人民群众对基本医疗服务的需求的原则,保证区域内卫生技术人员和床位数满足区域居民的基本需求。同时,各级地方政府一定要将社区卫生服务事业单位性质从体制上理顺,从财政预算上加大对社区卫生服务的经费投入,建立稳定的筹资和投入机制,提供必要的房屋和医疗卫生设备等设施,对业务培训和社区公共卫生服务给予适当经费补

助,同时要将社区卫生服务发展规划纳入当地国民经济和社会发展规划及区域卫生规划,坚持政府主导,鼓励社会参与,多渠道地发展社区卫生服务。

C.提供多样化的医疗卫生服务项目,满足不同层次的医疗卫生需求

首先,老龄化、城市化、工业化和全球化将不断引起疾病模式的改变,导致居民对医疗卫生服务需求的变化,进而对公共卫生、医疗服务和医疗保障等诸方面提出新的挑战和要求;其次,实行市场经济体制也要求医疗卫生行业调整供给结构,转变供给方式,拓宽供给范围和内容,拉开供给档次,提高供给的质量和效率;再次,随着经济的持续快速发展,人们对生活质量提出了更高的要求,这也表现在增加对医疗卫生服务的质和量的需求上。质的增长体现在人们对医疗卫生服务多样化的需求上,在服务质量和服务环境上提出了更高的要求。量的要求体现在,虽然中国各地区医疗卫生机构数量在快速增长,但仍然无法满足患者享受到低廉、优质、高效的医疗卫生服务的要求。但是,目前的医疗卫生服务模式却明显滞后于社会经济发展与居民健康需求的变化,如何更好地满足群众不断增加的医疗卫生服务需求,是医疗体制改革面临的一个新的挑战。因此,医疗卫生行业必须积极主动地适应医疗卫生服务需求的变化,认真地分析居民健康状况和卫生资源需求利用情况,不断强化服务意识,转变服务观念,调整和完善现行的服务体系和模式,以满足人民群众对医疗卫生服务的不同层次、多样化的需求,推动医疗卫生行业和经济社会协调发展。

6.2.2.4 健全医疗卫生服务市场

由于医疗行业的特殊性,多种经济成分并存是一个显著特点,即使是在成熟的市场经济条件下,也是公立和私立卫生医疗机构并存。由于所有制性质不同,卫生医疗机构的行为目标和政策上允许进入的领域也会有差别。因此,健全医疗市场需要解决两个问题:第一,尽可能形成一种公平竞争的市场竞争秩序;第二,细分市场,使不同类型的医疗单位在不同的市场中各自发挥优势。卫生医疗机构产权制度改革要同政府管制政策的合理化相配合。从我国经济体制改革的前景看,政府必然要适当放松对医疗行业的管制,引入竞争,引导民间资本和外资进入我国医疗卫生领域。民间资本与外资的进入,可以使卫生医疗机构的可营利性得以释放,同时也使医疗行业的竞争性进一步增强。在此基础上,卫生医疗机构产权制度改革才能有良好的制度和政策环境,才能

通过产权改革提高卫生医疗机构的效率,保证有效的医疗服务供应。

6.2.2.5 培育新型就医模式,提高资源利用效率

为改善患者大小病都拥挤到大医院看专家,而卫生院及以下医疗机构却就诊不足、收入较少、卫生资源大量闲置的现象,有必要推行可行的、新型的就医模式,从而对患者进行合理分流,引导患者小病到社区、大病去医院,既可节省医疗费用,也可减轻大医院压力,提高服务质量,解决"大马拉小车"以及人力物力无法回归等问题。具体措施可通过加大财政对一级医院的投入,改善一级医院的功能和条件,用技术、功能、服务吸引病人;政策上确立社区医院的家庭(责任)医生制度,引导责任医生指导病人就医,减少病人盲目去大医院就医的现象;在医保偿付标准上,采取不同支付比例,用经济杠杆引导病人小病到社区;强化"双向"转诊制度,不仅使疑难重病向上级医院转诊,而且还要引导那些病情稳定的慢性病人从大医院转诊至社区医院。

6.2.2.6 打破政府垄断局面,创造公平竞争环境

政府创办的一些医院利用几十年来政府给予的扶持,拥有优秀医务人员、好的设备等优质卫生资源,这类政府医院能够吸引社会上最有支付能力的患者,尤其是政府把干部医疗和城镇职工基本医疗定点在这些医院,就相对赋予了其在市场上包括其他公立医院在内的医疗机构无法与之竞争的垄断地位。这些医院会因大批患者属于"公费"治疗,于是公开收取比一般私费患者高得多的费用,从而取得超额垄断利润,这也是中国医疗卫生服务价格居高不下和其他许多行业问题的根源之一。所以,加快医疗卫生体制改革,剥离政府所属医院和政府的隶属关系,打破垄断放开市场,创造所有医院平等竞争的市场环境,是解决中国医疗卫生价格过高、资源利用效率低下等问题的必由之路。

6.2.2.7 完善农村医疗救助,减轻农民医疗负担

鉴于目前农村医疗保障体系不健全,覆盖面低,多数农民仍然依靠自身收入或家庭储蓄来负担医疗费用。因此,应加快农村新型合作医疗的建设,不断扩大新型农村合作医疗的覆盖面,提高农村居民应对疾病风险的能力。同时,应完善医疗救助制度,防止农民因病致贫和因病返贫。

早在2002年,国务院就提出了到2010年在全国农村基本建立起适应社会主义市场经济体制要求和农村经济社会发展水平的农村卫生服务体系和农村合作医疗制度。自2003年运行以来,新型农村合作医疗制度运行平稳,在

经费有限条件下,新型农村合作医疗制度受益率较好,但由于补偿水平低,农村合作医疗制度仍不足以防止农民因病致贫。此外,政府财政拨款滞后,资金不能及时到位,也在一定程度上影响了农民的积极性。今后新型农村合作医疗制度发展的方向应该是稳步提高保障水平,积极扩大覆盖人群,完善医疗救助制度,真正成为解决农民"看病难、看病贵"问题的制度性措施之一。新型农村合作医疗制度在注重大病医疗保障的同时,也应该包括补偿部分门诊费用和免费预防及卫生教育服务,满足大多数人的基本卫生需要。当然,合作医疗制度也不可以搞一刀切,实行统一标准。对于经济比较发达地区,有能力执行更高的标准,就不需要规定最低缴费标准;而广大中西部地区,由于农民缴费能力较低,地方财力薄弱,应进一步加大中央财政支寺力度,扩大欠发达地区资金规模,适时调整原有补助方式,加大对欠发达地区的扶持力度。

6.2.2.8 完善农村医疗网络

中国在医疗卫生领域过多地利用了市场化机制,导致了现有卫生资源分配严重不公的局面,使得处于高端的城市大医院发展越来越快,而低端卫生机构,尤其是农村乡镇医院、城市社区医院等逐步萎缩,甚至到了无法生存的地步。无论是从解决现实的问题看,还是从发展医疗卫生事业的目标看,都应强调向社区和农村倾斜。要大力发展农村卫生事业,把改善农村卫生环境、解决农民看病难的问题,作为农村卫生工作的重点。要大力加强农村医疗服务体系建设,重点是加强乡卫生院和县医院的建设,巩固和完善县、乡、村三级医疗服务网络。向农民提供包括医疗、预防、保健、康复、健康教育、计划生育技术指导等在内的六位一体的服务。在医务人员业务要求上,提高各级卫生部门尤其是卫生院以下医疗机构医务人员的诊疗技术水平,增强其在医疗卫生部门的竞争力,同时做好不同类别卫生部门高学历、高水平医务人员的调整;加强农村卫生人才的培养,继续组织城市医生对口支援农村工作,对现有的农村医疗卫生人员,要通过在职培训,不断提高素质和水平;在管理机制上,加强农村医疗机构管理,完善运行机制,落实必要经费,防止片面追求经济利益;要研究建立适应农民经济水平的农村医药价格管理体系和医疗服务规范,为农民提供安全、廉价的基本医疗卫生服务。

6.2.3 加快经济发展,缩小区域及城乡差距

中国是一个人口众多、地域广阔的发展中国家,医疗资源有限,医疗卫生

服务发展极不平衡。随着中国社会经济体制改革的不断深入,原有的医疗卫生供给体制也面临重大的改革,这种不平衡性又进一步加深,具体表现为在城乡和地区之间的人均医疗卫生服务占有量上存在明显差距。这种医疗卫生服务的不公平性严重地制约了中国医疗卫生总体水平的提高。

中国医疗卫生服务的不平等性主要体现在城乡之间、地区之间差距巨大。从城乡看,由于中国工业化程度还不高,农村人口一直占全国人口的59.2%[①],全国最贫困的人口基本上集中在农村,但公共卫生资源配置的重心却在城市。资金、设备、医疗人员投向城市,结果大量农村人口所占有的卫生资源却十分有限,城乡居民获得的医疗卫生服务差距较大。统计资料表明,2002年,中国城市居民人均医疗卫生消费为2826.62元,农村居民人均医疗卫生消费为563.32元,农村居民消费不及城市居民的1/4[②]。

从地区看,在财政分级包干的大格局下,医疗卫生投入主要来自于地方财政预算,中央调剂的比重很小。随着地方经济发展差距和地方财政能力差距的扩大,地方之间的政府医疗卫生支出差距也在不断扩大。因此,地方财力的大小直接决定了卫生投入的多少,财力雄厚的地区,人们享有的医疗卫生服务较多,财力薄弱的地区,人们的公共医疗卫生服务就没有保障,这种卫生投入上的差距直接导致地区间医疗卫生条件的差距,从而导致了地区间医疗卫生发展水平的不平等,造成地区之间的居民在享有医疗卫生服务上的差距十分明显。在全国31个省、市、自治区中,人均医疗卫生服务占有量最高的北京市人均为1973.41元,而最低为贵州省仅仅144.25元,不足北京的1/10。东部地区人均医疗卫生服务占有量为738.342元,中部地区为236.39元,西部地区为236.82元,中西部地区人均医疗卫生服务占有量不足东部地区的1/3。中国医疗卫生服务领域的不平衡发展不利于中国医疗卫生行业发展,对于社会成员整体健康水平的改善也是十分不利的。

医疗卫生行业发展影响因素的实证结果表明,经济发展水平对医疗卫生行业的发展具有显著影响。从根本上讲,区域和城乡之间医疗卫生服务水平差距就在于经济发展水平的不同,经济落后,收入水平低,居民能够享受到的

---

① 中华人民共和国国家统计局:《中华人民共和国2004年国民经济和社会发展统计公报》。
② 刘军民:《公共财政下政府卫生支出及管理机制研究》,《经济研究参考》2005年第94期。

医疗卫生服务自然就少,医疗卫生行业的发展自然也就缓慢。因此,我们必须一方面加快经济发展,促进经济增长,尤其是加快中西部地区的区域经济发展。另一方面,通过收入分配制度的改革,加快提高低收入人群的收入水平,扩大中等收入人群的比重,逐步缩小城乡、区域居民收入差距,增强人民群众满足其医疗卫生服务需求的能力。人们收入水平的提高,收入差距的缩小并由此产生对医疗卫生需求的增加必然会有利地促进中国医疗卫生行业的发展。

6.3 小 结

随着经济和社会发展,人们已经越来越认识到,健康与教育一样,是使人类生活体现价值的基本潜能之一,良好的国民健康素质是经济社会全面、协调、可持续发展的重要保证。党的十六大更是明确地将建立适应新形势的卫生服务体系和医疗保健体系、改善农村医疗卫生状况、提高城乡居民的医疗保健水平及全民族的健康素质作为全面建设小康社会的宏伟目标之一。改革开放以来,在满足人们基本医疗卫生保健服务上医疗卫生行业作出了巨大的贡献,同时,我们也应当看到,医疗卫生行业发展还存在诸多困难,面临巨大的挑战。中国医疗卫生行业的发展出现了区域不均衡、城乡不均衡、机构不均衡、公共卫生服务不足等市场失灵问题,致使人们享有医疗卫生服务的公平性、可及性及医疗卫生服务质量下降。为了保持经济与社会的可持续发展,医疗卫生行业发展还必须做出必要调整和选择。

本章借鉴国际经验,针对中国医疗卫生行业发展过程中存在的市场失灵现象,从公共财政政策、政府责任及医疗卫生行业自身发展模式等方面提出若干具有可操作性的政策性建议。

6.3.1 对医疗卫生服务市场失灵的消极后果作了分析

分析表明,在中国医疗卫生行业市场化改革获取积极成果的同时,市场失灵也造成一系列的消极后果,主要表现为:市场失灵使医疗卫生服务的公平性、可及性降低,公共卫生服务不足以及医疗卫生服务的宏观效率低下等问题。

6.3.2　政策归结

在借鉴国内外经验的基础上,从强化政府的筹资和分配功能、全面干预医疗卫生服务体系的建设和发展以及加快经济发展、缩小区域及城乡差距三个方面提出了若干具有可操作性、政策性建议。在强化政府筹资和分配功能方面提出了确立人民健康福利优先的发展思路,做好区域卫生规划,完善公共财政政策,加大财政支持力度,变革卫生投入方向和拓宽医疗卫生筹资渠道等措施和建议。在全面干预医疗卫生服务体系方面提出了各级政府要高度重视医疗卫生行业与社会经济的协调发展,改革医疗卫生服务体系和模式以应对医疗卫生服务需求的变化,健全医疗卫生服务市场,培育新型就医模式,提高资源利用效率,打破政府垄断局面,创造公平竞争环境,完善农村医疗救助,减轻农民医疗负担等政策性建议。最后,本章还提出了通过加快经济发展,缩小区域及城乡差距来促进中国卫生行业发展的政策性建议。

参 考 文 献

[1]周立:《公共卫生事业管理》,清华大学出版社 2003 年版。

[2]约翰·库里斯:《卫生经济学概论》,中国展望出版社 1983 年版。

[3]吴明:《卫生经济学》,北京医科大学出版社 2002 年版。

[4]江小涓、裴长洪:《中国服务业发展报告》,社会科学文献出版社 2004 年版。

[5]国务院第一次全国经济普查领导小组办公室:《中国经济普查年鉴》,中国统计出版社 2006 年版。

[6]王星:《非参数统计》,中国人民大学出版社 2005 年版。

[7]邱东、蒋萍、赵秋成等:《劳动力投入与经济增长》,东北财经大学出版社 2004 年版。

[8]黄少军:《服务业与经济增长》,经济科学出版社 2000 年版。

[9]黄琏华:《公共卫生护理概论》,科学技术文献出版社 1999 年版。

[10]陈共:《财政学》,中国人民大学出版社 2004 年版。

[11]孙开:《地方财政学》,经济科学出版社 2002 年版。

[12]江小涓、裴长洪:《中国服务业发展报告》,社会科学文献出版社 2004 年版。

[13]刘军:《对我国公共卫生支出结构缺陷的分析》,《当代经理人》2006 年第 5 期。

[14]王晓洁:《中国公共卫生支出理论与实证研究》,中国学位论文全文数据库,2005。

[15]余绪鹏、冷火萍:《近年来中国医疗体制问题研究综述》,《重庆工商大学学

报》2007 年第 2 期。

[16]代英姿:《医疗卫生需求与公共卫生支出》,《辽宁大学学报》2005 年第
　　7 期。

[17]许围城、王效俐:《中国卫生资源供需配置不和谐之初探》,《山西财经大学
　　学报》2005 年第 2 期。

[18]李秋芳:《优化卫生资源配置的分析与思考》,《卫生经济研究》2005 年第
　　6 期。

[19]梁中堂:《宏观视野下的中国医疗卫生体制改革》,《经济问题研究》2006
　　年第 3 期。

[20]王谦:《医疗卫生资源配置的经济学分析》,《经济体制改革》2006 年第
　　2 期。

[21]顾昕:《医疗卫生资源的合理配置:矫正政府与市场双失灵》,《国家行政学
　　院学报》,2006 年第 3 期。

[22]卫纪人:《增加卫生投入,保障全民健康》,《中国卫生经济》2003 年第
　　1 期。

[23]黄结平等:《中国医疗市场需求分析与短期预测》,《卫生经济研究》2004
　　年第 7 期。

[24]江小涓、李辉:《服务业与中国经济:相关性和加快增长的潜力》,《经济研
　　究》2004 年第 1 期。

[25]李辉:《我国地区服务业发展影响因素研究》,《财贸经济》2004 年第 7 期。

[26]何惠、冯任重:《我国电信服务业与经济增长的相关性分析》,《经济理论与
　　经济管理》2005 年第 8 期。

[27]徐倩、谢勇:《健康与教育:人力资本投资的比较》,《市场与人口分析》2004
　　年第 1 期。

[28]谭永生:《中国卫生总费用存在的结构问题及其对经济增长的影响》,《卫
　　生经济研究》2005 年第 6 期。

[29]邓大松、杨红燕:《人口老龄化与农村老年医疗保障》,《公共管理学报》
　　2005 年第 2 期。

[30]课题组:《服务业与城市化互动发展模式的探究》,《浙江树人大学学报》
　　2005 年第 5 期。

[31]李樱木:《医疗卫生服务的财政政策思考》,《财经问题研究》2003年第8期。

[32]孙健夫、要敬辉:《公共财政视角下中国医疗卫生支出分析》,《河北大学学报(哲学社会科学版)》2005年第3期。

[33]王远林、宋旭光:《公共卫生投资与区域经济增长关系的实证研究》,《经济学家》2004年第2期。

[34]胡鞍钢:《卫生与发展:中国基本卫生国情与医疗卫生产业发展》,《卫生经济研究》1999年第10期。

[35]顾乃华:《我国服务业发展现状区域差异及其影响因素的实证分析》,《财贸经济》2004年第9期。

[36]程大中:《中国服务业增长的地区与部门特征》,《财贸经济》2003年第8期。

[37]李卫平、钟东波:《中国医疗卫生服务业的现状、问题与发展前景》,《中国卫生经济》2003年第5期。

[38]朱玲:《公共资源配置的一个误区——西部大开发与农村公共卫生投资》,《国际经济评论》2000年第3期。

[39]顾乃华、李江帆:《中国服务业技术效率区域差异的实证分析》,《经济研究》2006年第1期。

[40]孙健夫、要敬辉:《公共财政视角下中国医疗卫生支出分析》,《河北大学学报(哲学社会科学版)》2005年第3期。

[41]刘军民:《公共财政下政府卫生支出及管理机制研究》,《经济研究参考》2005年第94期。

[42]课题组:《完善基本医疗保障,发展医疗卫生产业——关于上海经济发展和市民医疗保健卫生水平的研究》,《上海经济研究》2004年第1期。

[43]国务院发展研究中心课题组:《中国医疗卫生改革的挑战》,《财经界》2005年第10期。

[44]程晓明:《社区卫生服务在中国社会医疗保障中的地位和作用》,《中国全科医学》2005年第1期。

[45]魏众:《中国居民医疗支出不公平性分析》,《经济研究》2005年第12期。

[46]郝惠敏:《从经济学视角论我国医疗卫生体制改革》,《中央民族大学学报

（自然科学版）》2005 年第 1 期。

[47]霍景东、夏杰长:《公共支出与人类发展指数——对中国的实证分析:1990—2002》,《财经论丛》2005 年第 4 期。

[48]孙燕铭:《当前卫生资源配置状况及政府责任的思考》,《华东经济管理》2006 年第 6 期。

[49]刘民权等:《我国政府卫生支出及其公平性探讨》,《南京大学学报》2007 年第 3 期。

[50]国家发改委宏观经济研究课题组:《全面建设小康社会的目标与指标选择》,《经济学动态》2004 年第 7 期。

[51]金晓林、周寅康等:《全面小康建设的定量评价与足迹分析》,《中国人口资源与环境》2004 年第 3 期。

[52]刘维奇、靳共元:《医疗价格与医疗资源的配置》,《价格理论与实践》2007 年第 4 期。

[53]西部农村合作医疗服务体系研究课题组:《加强西部农村合作医疗服务体系建设研究》,《经济研究参考》2007 年第 4 期。

[54]张振忠等:《政府在农村基层卫生资源配置中的地位和作用探讨》,《卫生经济研究》2007 年第 1 期。

[55]刘钧、相琼:《我国社区卫生服务发展的现状、问题和对策》,《中央财经大学学报》2007 年第 8 期。

[56]张玉春:《中国新型农村合作医疗存在问题及对策思考》,《卫生经济研究》,2007 年第 5 期。

[57]许梦博、许罕多:《新型农村合作医疗制度资金筹集模式研究》,《当代经济研究》2007 年第 10 期。

[58]王为民:《新型农村合作医疗制度建设面临的问题及对策》,《经济纵横》2006 年第 10 期。

[59]李卫平:《公立医院的体制改革与治理》,《江苏社会科学》2006 年第 5 期。

[60]刘岚、陈功、郑晓瑛:《我国城镇社会医疗保障面临的困境与模式选择》,《经济理论与经济管理》2007 年第 9 期。

[61]翟理祥、禤国维:《采取有效措施应对医学毕业生就业难问题》,《中医药管理杂志》2006 年第 6 期。

［62］李少冬、仲伟俊:《中国医疗服务公平与效率问题的实证研究》,《管理世界》2006 年第 5 期

［63］课题组:《服务业与城市化互动发展模式的探究》,《浙江树人大学学报》2005 年第 5 期。

［64］顾乃华、李江帆:《中国服务业技术效率区域差异的实证分析》,《经济研究》2006 年第 1 期。

［65］程大中:《中国服务业增长的特点、原因及影响》,《中国社会科学》2004 年第 2 期。

［66］张德元:《中国农村医疗卫生事业的回顾与思考》,《卫生经济研究》2005 年第 1 期。

［67］程晓明:《社区卫生服务在中国社会医疗保障中的地位和作用》,《中国全科医学》2005 年第 1 期。

［68］国家发改委宏观经济研究课题组:《全面建设小康社会的目标与指标选择》,《经济学动态》2004 年第 7 期。

［69］金晓林、周寅康等:《全面小康建设的定量评价与足迹分析》,《中国人口资源与环境》2004 年第 3 期。

［70］王振声、吉红:《健康水平与经济增长的关系》,《卫生经济研究》1997 年第 9 期。

［71］罗凯:《健康人力资本与经济增长:中国分省数据证据》,《经济科学》2006 年第 4 期。

［72］黄小平、方齐云:《中国财政对医疗卫生支持的区域差异——基于泰尔指数的角度》,《财政研究》2008 年第 4 期。

［73］王曲、刘民权:《健康的价值及若干决定因素:文献综述》,《经济学(季刊)》2000 年第 10 期。

［74］国家统计局:《关于我国国内生产总值历史数据修订结果的公告》2006 年 5 月 17 日。

［75］国务院第一次全国经济普查领导小组办公室、国家统计局:《第一次全国经济普查主要资料公报》第一号至第三号。

［76］国务院第一次全国经济普查领导小组办公室:《中国经济普查年鉴》,中国统计出版社 2006 年版。

[77]国家统计局:《中国统计年鉴》2005 年。

[78]国家统计局:《关于我国国内生产总值历史数据修订结果的公告》,2006 年。

[79]卫生部:《2005 年中国卫生统计提要》,http://www. moh. gov. cn/。

[80]高强:《在世界卫生组织宏观经济与卫生部长磋商会议上的发言》,《健康报》2003 年 11 月 1 日。

[81]杜乐勋、张文鸣:《中国医疗卫生发展报告》,社会科学文献出版社 2004 年版。

[82]杜乐勋、张文鸣:《中国医疗卫生发展报告》,社会科学文献出版社 2005 年版。

[83]杜乐勋、张文鸣:《中国医疗卫生发展报告》,社会科学文献出版社 2006 年版。

[84]蔡昉:《文化大革命对物质资本和人力资本的破坏》,《经济学(季刊)》2003 年第 7 期。

[85]刘晓红:《人力资本存量对中国经济增长的贡献率分析》,《吉林大学硕士学位论文》2007 年。

[86]张车伟:《营养、健康与效率——来自中国贫困农村的证据》,《经济研究》2003 年第 1 期。

[87]余长林:《人力资本投资结构与经济增长——基于包含教育资本、健康资本的内生增长模型理论研究》,《财经研究》2006 年第 10 期。

[88]邓曲恒:《健康在经济增长中的作用——基于中国省级面板数据的研究》,《浙江学刊》2007 年第 1 期。

[89]尚红云:《我国医疗卫生行业区域协调发展研究》,《统计研究》2006 年第 9 期。

[90]田成诗:《中国卫生行业的社会经济影响因素——基于经济普查数据的分析》,《统计与信息论坛》2008 年第 5 期。

[91]蒋萍、田成诗、尚红云:《人口健康与中国长期经济增长关系的实证研究》,《中国人口科学》2008 年第 5 期。

[92]蒋萍、田成诗:《区域卫生行业政府投入对经济增长的贡献分析》,《财经问题研究》2009 年第 2 期。

[93]尚红云：《财政支出对卫生行业发展的影响：四个体现与实证检验》，《财政研究》2009 年第 2 期。

[94]WHO, The World Health Report 2000: Health System: Improving Performate Geneva: World Health Organizationg, 2000, June, 14.

[95] Mayhew, Leslie, Health and Elderly Care Expenditure in an Aging World, IIASA Working Paper RR-00-21. Laxen2 burg, Austria: International Institute for Applied Systems Analysis, 2000.

[96] Anand, S and Ravallion M., Human Development in Poor Countries: On the Role of Private Incomes and Public Services, *Journal of Economic Perspectives*, 1993, 7.

[97] The Canadian Institute of Actuaries(CIA), Health Care in Canada: The Impact of Population of Population Aging, Standing Senate Committee on Social Affairs Science and Technology, 2001.

[98] Lim, M. K., An Introduction to the Health Care System and Its Reform in Singapore, Workshop on Medical Insurance System and Reform, Beijing, 12 – 14 November, 2001.

[99] Sherry A. Glied, Universal Public Health Insurance and Private Coverage: Exernalities in Health Care Consumption, *National Bureau of Economic Research*. March, 2008.

[100]David M. Cutler, Bulletin on Aging and Health, National Bureau of Economic Research, Issued in February 2002.

[101]Thomas R. Harris, The Importance of the Health Care Sector on the Economy of Owhyee, Nevada, *Technical Report* 2000.

[102]Deborah Freund, The Future Costs of Health Care in Aging Societies: Is the Glass Half Full or Half Empty?8 April 2002.

[103]Research Debate Policy News: French Health System Reform: Implementation and Future Challenges, Volume 12, Number 3, 2006.

[104]Suchit Arora Health, Human Productivity, and Long Term Economic Growth, *The Journal of Economic History*, No.3, 2001.

[105]Fofel, R. W. Economic Growth, Population Theory, and Phiysionlogy,

The Bearing of Long-term Processes on the Making of Economic Policy, *American Economic Review*, 3, 1994.

[106] Ehrlich, Isaac&Fraccis, T. Lui Intergenerational Trade, Longevity, and Economic Growth, *Journal of Political Economy*, 5, 1994.

[107] Barro, Roberrt J. Health and Economic Growth, Program on Public Policy and Health, Health and Human Development Division, Pan American Health Organization, Washington, D. C.

[108] Barro, Roberrt J. Determinats of Economic Growth: A Cross-country Empirical Study, The Mit Press, Cambridge, Massachusetts. , London, England, 1997.

[109] Mayer, David, The Long-term Impact of Health on Economic Growth in Latin Amereica, *World Development*, 6, 2001.

[110] Romer, Paul M. Increasing Returns and Long-run Growth, *Journal of Political Economy*, 10, 1994.

[111] Liu, GordonG. , Dow, WilliamH. , Fu, AlexZ. andAkin, John, Income Growth in China: on the Role of Health, Paper Presented at the 4th World Congress of the International Health Economics Association, SanFrancisco, June, 2003.

责任编辑:宋军花

封面设计:肖　辉

图书在版编目(CIP)数据

中国卫生行业与经济发展关系研究/蒋萍,田成诗,尚红云 著.
-北京:人民出版社,2009.4
ISBN 978-7-01-007823-6

Ⅰ.中…　Ⅱ.①蒋…②田…③尚…　Ⅲ.卫生工作-关系-经济发展-研究-中国
Ⅳ.R199.2

中国版本图书馆 CIP 数据核字(2009)第 041249 号

中国卫生行业与经济发展关系研究
ZHONGGUO WEISHENG HANGYE YU JINGJI FAZHAN GUANXI YANJIU

蒋萍　田成诗　尚红云 著

人民出版社 出版发行
(100706　北京朝阳门内大街 166 号)

北京瑞古冠中印刷厂印刷　新华书后经销

2009 年 4 月第 1 版　2009 年 4 月北京第 1 次印刷
开本:710 毫米×1000 毫米 1/16　印张:13.5
字数:206 千字　印数:0,001-3,000 册

ISBN 978-7-01-007823-6　　定价:32.00 元

邮购地址 100706　北京朝阳门内大街 166 号
人民东方图书销售中心　电话 (010)65250042　65289539